国家卫生健康委员会"十三五"规划教材

全国高等职业教育配套教材

供临床医学专业用

医学心理学
实训及学习指导

主 编 马存根

副主编 刘凌霜 蒋继国

编 者（以姓氏笔画为序）

马 俊 山西大同大学教育科学与技术学院　　李巍巍 大庆医学高等专科学校

马存根 山西中医药大学基础医学院　　　　顾红霞 南阳医学高等专科学校

尹红新 山西中医药大学人文学院　　　　　梁丹丹 合肥职业技术学院

刘凌霜 漳州卫生职业学院　　　　　　　　蒋继国 菏泽医学专科学校

许 燕 首都医科大学燕京医学院　　　　　焦颖玲 菏泽医学专科学校

孙永胜 山西大同大学医学院

人民卫生出版社

图书在版编目（CIP）数据

医学心理学实训及学习指导 / 马存根主编. —北京：人民卫生出版社，2019

ISBN 978-7-117-28443-1

Ⅰ.①医… Ⅱ.①马… Ⅲ.①医学心理学 - 高等职业教育 - 教学参考资料 Ⅳ.①R395.1

中国版本图书馆 CIP 数据核字（2019）第 079425 号

人卫智网	www.ipmph.com	医学教育、学术、考试、健康，
		购书智慧智能综合服务平台
人卫官网	www.pmph.com	人卫官方资讯发布平台

医学心理学实训及学习指导

主　　编：马存根
出版发行：人民卫生出版社（中继线 010-59780011）
地　　址：北京市朝阳区潘家园南里 19 号
邮　　编：100021
E - mail：pmph @ pmph.com
购书热线：010-59787592　010-59787584　010-65264830
印　　刷：三河市尚艺印装有限公司
经　　销：新华书店
开　　本：787×1092　1/16　印张：7
字　　数：179 千字
版　　次：2019 年 6 月第 1 版　2021 年 7 月第 1 版第 2 次印刷
标准书号：ISBN 978-7-117-28443-1
定　　价：20.00 元
打击盗版举报电话：010-59787491　E-mail：WQ @ pmph.com
　　（凡属印装质量问题请与本社市场营销中心联系退换）

前　言

为了更有助于课堂教学、学生自学和复习以及执业助理医师资格考试，我们编写了《医学心理学实训及学习指导》。同时，本书也是国家卫生健康委员会"十三五"规划教材、全国高等职业教育教材《医学心理学》（第5版）的配套教材。

本书作为新版教材的配套教材，章节编排与主教材一致，根据高职高专医学教育的特点编写，重点突出，简明扼要，有利于启发式教学和自学。全书分为实训项目与学习指导两部分。为提高学习效果，在实训项目中，我们创新性地增加了"多学科融合"内容，有意识地训练学生建立在诊疗活动中的多学科思维和习惯；在学习指导部分，每章均分内容要点、重点和难点解析及习题三个版块，内容与执业助理医师资格考试大纲要求一致；在习题的类型上，采用了执业助理医师资格考试的试题类型，以使学生能够尽早熟悉这一考试。通过对上述三个版块序贯地实践与学习，使学生能够按照POWER（Prepare、Organize、Work、Evaluate、Rethink）学习方法进行，加强学生理解和应用所学知识分析和解决问题的能力。

本教材主要供高职高专学生使用，也适用于护理、预防医学等相关专业的学生学习使用，同时也是精神卫生专业、全科医学专业、临床心理咨询专业等住院医师学习的参考书。

由于编写时间仓促，书中难免会有不足，希望专家和读者在使用中批评指正。

在本书的编写过程中，我们得到了参编院校和有关兄弟院校，特别是山西大同大学、山西中医药大学等单位的大力支持，在此一并致以诚挚的谢意！

马存根

2019 年 2 月

本书中的习题题型是选择题,采用 A 型(最佳选择题)选择题。A 型题在全书中有 A1、A2、A3 和 A4 四种题型。以下是各类选择题题型的说明及解答方法:

A1 型题(单句型最佳选择题):试题由 1 个题干和 5 个供选择的备选答案组成。题干以叙述式单句出现,备选答案中只有 1 个是最佳选择,称为正确答案,其余 4 个均为干扰答案。干扰答案或是完全不正确,或是部分正确。

A2 型题(病例摘要型最佳选择题):试题由 1 个题干和 5 个供选择的备选答案组成。题干为简要病例,备选答案中只有 1 个是最佳选择。

A3 型题(病例组型最佳选择题):试题首先提供一个以病人为中心的临床情景,然后提出 2~3 个相关问题,每个问题均与开始的临床情景有关,但测试要点不同,且问题之间相互独立。

A4 型题(病例串型最佳选择题):试题首先提供一个以单一病人或家庭为中心的临床情景,然后提出 2~3 个相关问题。当病情逐渐展开时,可以逐步增加新的信息。有时陈述了一些次要的或有前提的假设信息,这些信息与病例中叙述的具体病人并不一定有联系。提供信息的顺序对回答问题是非常重要的。每个问题均与开始的临床情景有关,又与随后的改变有关。回答这样的试题一定要以试题提供的信息为基础。

目 录

第一部分 实 训 项 目

第二部分 学 习 指 导

第一部分 实 训 项 目

实训项目一 医学信息提供者可信性对医学沟通的影响

【目的】

许多社会心理学研究证实,说服者的可信度会影响被说服者的态度转变。医学心理学服务于医疗全过程,甚至整个"医疗生态圈"。当前,我国慢性非传染性疾病患病率迅速上升,医学及相关科学发展日新月异,医学及相关人员毕业后教育知识亟须更新。在此背景下,利用本实训项目,探索如何有效地提高医学信息传播者与受众者间的沟通效果。

【准备】

1. 材料　本校图书馆微信公众号二维码;睡眠医学相关图书,如《睡眠障碍》(江帆,赵振环著)、《睡眠:健康的基础》【(美)戈德曼著】等;从数据库中下载一篇对睡眠时间需求评论的文献,内容大概为:关于睡眠时间的研究结果各异,有研究表明,其实个体睡眠时间只需要 3h。

2. 学生　可上网且下载、安装了微信 APP 的手机;准备好纸笔,并事先阅读相关内容。

3. 场所　教室。

4. 时间　1 学时。

【方法与过程】

1. 教师带领学生利用微信,扫描本校图书馆公众号的二维码,进入图书馆公众号,注册后登陆。在云阅读中以"睡眠医学"为检索词检索,阅读检索结果中实训提供的书目中"睡眠时间"内容,了解各年龄段睡眠需求时间。

2. 列出各年龄段睡眠需求时间,并与自己的睡眠时间比较。比较结果分为三类:睡眠时间大于本年龄段睡眠时间、睡眠时间与本年龄段睡眠时间差不多、睡眠时间小于本年龄段睡眠时间。评价对自己目前睡眠时间是否满意,结果记录为:满意、基本满意、不满意。

3. 将同学分为两组,阅读已下载的关于睡眠时间的文章。使一半的同学相信该文章是一位诺贝尔奖获得者的研究结果,另一半相信该文章是一位预防医学专业本科生毕业论文的研究结果。然后重新记录对自己目前睡眠时间是否满意,结果记录为满意、基本满意、不满意。进行比较,统计两组对自己睡眠时间评价结果的变化。

4. 6 人一组,按教师要求进行小组讨论。要求:

(1)医疗服务中,医学信息提供者可信度高低对沟通效果的影响。

(2)讨论在医疗活动中,提供医学信息前进行循证的重要性。

(3)讨论在信息化时代,医学信息提供者利用移动互联网的文献学习能力培养。

5. 各组派代表在全班分享讨论结果。

【多学科融合】

布置课后作业,利用手机等移动终端中微信 APP 进入本校图书馆,查阅生物 - 心理 - 社会医学模式下疾病的全病程管理相关文献。启发和培养学生在互联网背景下文献检索、医学心理学、公共卫生学等多学科融合的理念与思维。

【小结】

1. 新的医学模式下,疾病的诊疗模式由传统的疾病诊疗发展为疾病全病程管理,医学心理学的知识贯穿整个管理过程,并与其他医学相关学科高度融合。

2. 为了迎接移动互联网时代,尤其是 5G 时代的到来,应该培养医学生利用移动终端获取医学知识的能力。

3. 学校图书馆微信公众号可以随时提供文献检索,医学生应该加以利用。

4. 医学信息提供者的可信度会影响受众态度,医务工作者应该利用移动终端加强终身学习。

实训项目二　人本主义理论在临床医学中的应用

【目的】

树立以人为本的思想,学会将"以病人为中心"的理念切实纳入到临床实践中。

【准备】

1. 材料　教材、实训指导、参考书。
2. 学生　准备好纸笔,并事先阅读相关内容。
3. 场所　教室。
4. 时间　1 学时。

【方法与过程】

1. 教师带领学生复习《医学心理学》(第 5 版)第二章的主要内容,熟悉各种理论的人性观。

2. 6 人一组,按教师要求进行小组讨论。要求:

(1)讨论中要明确不同理论对人性的看法。

(2)讨论人本主义理论与其他理论最大的不同点。

(3)讨论临床医疗工作为什么要"以病人为中心"及其理论依据,并阐述医务工作者如何践行以病人为中心的医疗服务。

3. 各组派代表在全班分享讨论结果。

【多学科融合】

布置课后作业,查阅文献中关于医疗服务中"以病人为中心"的文献报道,并指导学生分析讨论、关注学科间的交叉与融合,启发和培养学生的多学科融合理念与思维。

【小结】

1. 教师针对学生小组讨论的情况给予指导,可以参与其中的一个小组讨论。
2. 教师总结讨论情况。

实训项目三 气质类型调查

【目的】

通过气质问卷调查,了解自身的气质类型,并能做出自我评价,提高自我认识。

【准备】

1. 材料 教材、气质类型调查问卷以及计分表(见附录)。调查问卷及计分表电子版文档可提前分享至班级 QQ 群或微信群供学生自行下载。
2. 学生 准备好纸质问卷及计分表,并事先阅读问卷内容。
3. 场所 教室。
4. 时间 1 学时。

【方法与过程】

1. 教师带领学生复习《医学心理学》(第 5 版)第三章的气质内容,熟悉希波克拉底气质类型学说。
2. 教师测验前的指导语及对注意事项的说明。

本测验共有 60 项(题),只要你根据自己的实际行为表现如实回答,就能帮助你确定自己的气质类型,但必须做到以下几点。①回答时请不要猜测题目内容要求,也就是说不要考虑应该怎样,而只回答你平时怎样,因为题目答案本身无所谓正确与错误之分;②回答要迅速,不要在某道题目上花过多时间;③每一题都必须回答,不能有空题;④在回答各个问题时,认为:

很符合自己情况的, 记 2 分;

较符合自己情况的, 记 1 分;

介于符合与不符合之间的, 记 0 分;

较不符合自己情况的, 记 –1 分;

完全不符合自己情况的, 记 –2 分。

3. 全班集体问卷调查。各自答卷、计算四种类型的总分,并填写到计分表里。
4. 教师讲解《结果评定细则》,学生参照做出自我气质类型的评定,并填写到计分表的相应栏里。
5. 布置撰写实训报告,要求提交书面作业:①根据评定的气质类型,写出自己气质类型的主要特点;②结合个人实际,阐述如何巩固和培养气质的积极方面,克服消极方面,促进个体具有良好人格。

【多学科融合】

布置课后作业,以"气质类型""职业"和"人力资源"为检索词,查阅近五年的国内文献,了解气质类型对职业选择及执业的影响。

【小结】

1. 教师就学生现场测验的情况给予指导,并就现场测验情况进行总结。
2. 落实实训报告(作业)的完成。

实训项目四 搭建人际关系"金字塔"

【目的】

让学生了解自己的人际关系,以便能利用大学时间完善自己的人际关系,为以后的工作、生活打下坚实的基础。

【准备】

1. 材料 教材、实训指导、参考书。
2. 学生 准备好纸笔。
3. 场所 教室。
4. 时间 1学时。

【方法与过程】

1. 教师向学生介绍实训项目的具体做法和要求。

指导语:每个人都会有一些朋友,但不同的朋友在你心目中的位置却是大有不同的,请按照下面的提示,写出"金字塔"每一层的朋友名字(建议名字以"姓 + 某"替代,如蔡某),搭建自己人际关系的"金字塔"。

说明:

一楼:店面朋友,通常几句固定的问候语就够用了,如:"你好吗? 吃了没? 去哪里?"

二楼:客厅朋友,可以坐在一起聊聊天,讨论目前的学习,憧憬未来的前途,交流最近的媒体新闻……大家一起打发时间,可以化解每一个人内心的孤独,然后觉得自己好幸福。

三楼:厨房朋友,互相之间可以推心置腹,觉得自己被对方充分了解,人生一点也不寂寞。

四楼:卧室朋友,在任何时候都可以给予无私帮助的朋友。

2. 同学按照说明自行填写

(1)自己看一下自己的"金字塔"是否牢固。

(2)与同学比一比,谁的"金字塔"更牢固。

3. 自愿介绍自己的人际关系"金字塔"。

【多学科融合】

让学生结合人际沟通课程中的相关内容,思考不同层次的朋友在交往中有哪些交往原则和需要注意的问题。

【小结】

1. 教师给予学生交友指导,以帮助同学建立良好的人际关系和社会支持。
2. 教师总结讨论情况。

活动解读:朋友是有层次的,把各种朋友进行分类,其目的就在于要从中发现影响我们学习、事业的最主要的人际关系,然后有目的、有意识地加强和主要人际关系的交往,为自己创造良好的人际关系环境,构筑起牢固的支持系统。如果你的"楼层"还不坚固,那么好好利用你的大学生活吧,就从现在开始搭建你心灵的"楼层"。开始行动吧!

实训项目五　心理应激的应对策略

【目的】

协助学生明确以往的生活事件对当前生活的影响,并对自己的情绪做出正确的处理。

【准备】

1. 材料　教材、实训指导、参考书。
2. 学生　准备好纸笔,并事先阅读相关的内容。
3. 场所　教室。
4. 时间　1学时。

【方法与过程】

1. 教师带领学生学习教材中相关内容,了解生活事件对健康的影响。
2. 6人一组,按教师的要求进行小组讨论。
3. 指导者要求成员闭目安静,然后回忆人生中最快乐(或最悲哀、最痛苦)的时刻或事件。
4. 静思5min后,请大家睁开眼睛,记下自己想起的事件,并向小组成员讲述自己的经历,其他成员则协助讲述者具体界定其此时此刻的内心感受。
5. 小组成员与讲述者分析快乐或痛苦的原因,认清过去的经历对现在及生活的影响。
6. 探讨每个人目前不同的生活处境与问题。
7. 记录在活动中对自己的新发现。

【多学科融合】

布置课后作业,要求学生结合自己的实际情况,积极地应对现实问题。培养处理应激的能力,保持健康的身心状态。学会分析常见心身疾病的病因,能够利用所学知识对病人进行健康教育,启发和培养学生的多学科融合理念与思维。

【小结】

1. 由于活动可能触及成员内心深处,教师要巡视每个小组,预备充分的时间,适当处理和协助成员解决情绪问题,避免任何负面影响。

2. 教师总结各组的讨论情况,对积极参与小组活动的成员提出表扬和鼓励。

实训项目六 心理障碍病例分析

病例:陈先生,56 岁。因全身多种不适症状不能确诊而来门诊就诊。病人两个半月前在医院确诊为糖尿病,口服药物控制,近期出现乏力、头昏、突然感到烦躁,当时休息后症状缓解。半个月前开始感到不适加重,主要症状为没有精神、行走无力、浑身酸痛,对很多平时感兴趣的事都觉得乏味,伴有头昏、不愿意思考问题、烦躁、食不甘味、失眠等。去医院复查后血糖正常,其他检查项目也未见明显异常。

讨论题:

1. 你认为陈先生是否属于心理障碍?

2. 你认为陈先生属于哪种类型的心理障碍?

3. 该病例应如何进行鉴别?

【目的】

帮助学生掌握心理障碍的诊断标准及应用,并能够对相应的病例进行分析。

【准备】

1. 材料 教材、实训指导、参考书。

2. 学生 准备好纸笔,并事先阅读相关内容。

3. 场所 教室。

4. 时间 1学时。

【方法与过程】

1. 教师带领学生复习《医学心理学》(第5版)第六章的主要内容,熟悉常见的心理障碍。

2. 4~6 人一组,按教师要求进行小组讨论。要求:

(1)阅读实训指导的病例,分析病例的关键点。

(2)对照《医学心理学》(第5版)本章节主要心理障碍的特点,按问题的提示进行小组讨论。

(3)小组成员轮流发言,并进行记录。

3. 各组派代表在全班分享讨论结果。

【多学科融合】

布置课后作业,要求学生结合本次病例总结在临床医疗实践中易出现的心理障碍类型,制作成 10 张左右 PPT,在课后进行分享,启发和培养学生的多学科融合理念与思维。

【小结】

1. 教师针对学生小组讨论的情况给予指导,可以参与其中的一个小组讨论。
2. 注意运用诊断标准分析病例并发现问题,尽量减少无根据的发言。
3. 教师总结讨论情况。

实训项目七　心 理 测 验

（一）艾森克人格问卷（EPQ）

【目的】

通过实际操作和演练,掌握心理测验实施的方法和程序。EPQ 是一个经典的人格测验,通过测试可帮助学生了解自己的人格类型,进一步加深对自我的认知。

【准备】

1. 材料　教材、EPQ。
2. 学生　准备好纸笔,并事先认真阅读和领会指导语。
3. 场所　教室。
4. 时间　1 学时。

【方法与过程】

学生通过实际操作和演练,掌握心理测验实施的方法和程序,分组讨论并分析测验结果。

1. 教师带领学生复习《医学心理学》(第 5 版)第七章中心理测验法和人格测验的相关内容。
2. 在教师指导下,每个学生进行 EPQ 的自评并计算出测评结果。
3. 6 人一组,按教师提示进行小组讨论。要求:
（1）讨论根据心理测验的不同分类方法,EPQ 分别属于哪种类型。
（2）讨论心理测验的操作规定和实施程序。
（3）讨论 EPQ 的结果,评价该测验的效度。
（4）通过重测来检验 EPQ 的信度。
4. 各组派代表在全班分享讨论结果。

【多学科融合】

布置课后作业,查阅文献中关于 EPQ 在心理咨询和治疗实践中的应用报道,启发和培养学生的多学科融合理念与思维。

【小结】

1. 教师针对学生小组讨论的情况给予指导,可以参与其中的一个小组讨论。
2. 教师总结讨论情况。

(二)90 项症状自评量表(SCL-90)

【目的】

通过实际操作和演练,掌握评定量表的特点、实施的方法和程序。SCL-90 是一个经典的评定量表,通过该量表的评定,可帮助学生了解自己的心理健康状况,进一步加深对自我的认知。

【准备】

1. 材料　教材、SCL-90。
2. 学生　准备好纸笔,并事先认真阅读和领会指导语。
3. 场所　教室。
4. 时间　1 学时。

【方法与过程】

通过学生的实际操作和演练,掌握评定量表的特点、实施的方法和程序,分组讨论并分析测验结果。

1. 教师带领学生复习《医学心理学》(第 5 版)第七章中心理测验法和评定量表的相关内容。
2. 在教师指导下,学生进行 SCL-90 的自评并计算出测评结果。
3. 6 人一组,按教师提示进行小组讨论。要求:
(1)讨论评定根据量表的分类,SCL-90 属于哪种类型的评定量表。
(2)讨论评定量表的操作规定和实施程序,掌握结果分析的评价指标和解释方法。
(3)讨论 SCL-90 的结果,评价该测验的效度。
(4)通过重测来检验 SCL-90 的信度。
4. 各组派代表在全班分享讨论结果。

【多学科融合】

布置课后作业,查阅文献中关于 SCL-90 在心理咨询和治疗实践中的应用报道,启发和培养学生的多学科融合理念与思维。

【小结】

1. 教师针对学生小组讨论的情况给予指导,可以参与其中的一个小组讨论。
2. 教师总结讨论情况。

实训项目八 理性情绪疗法的实践应用

【目的】

掌握理性情绪疗法的操作过程以及与不合理信念辩论的技术,并能应用到临床实践中。

【准备】

1. 材料 教材、实训指导、案例。
2. 学生 准备好纸笔,并事先阅读相关的内容。
3. 场所 多媒体教室。
4. 时间 2学时。

【方法与过程】

1. 教师带领学生复习《医学心理学》(第5版)第八章中理性情绪疗法的主要内容,掌握ABC理论、ABCDE治疗模式及操作步骤,熟悉不合理信念的特征及适应证。
2. 学生三人一组,分别扮演病人、治疗师、观察者。
3. 出示事先准备好的案例,学生也可以自己编案例或以自己的经历修饰后作为案例,"治疗师"用理性情绪疗法对"病人"的心理问题实行治疗,要注意观察"病人"的反应及"治疗师"操作过程。
4. 治疗结束后,小组内讨论在治疗过程中的感受、问题等。最后每组派代表分享感受与收获。

【多学科融合】

梅核气,中医病证名,指因情志不遂,肝气瘀滞,痰气互结,停聚于咽所致,以咽中似有梅核阻塞、咯之不出、咽之不下、时发时止为主要表现的疾病,精神病学称为癔症球。请查阅文献,了解该病的病因,整理一例理性情绪疗法在该病中的应用案例。

【小结】

1. 总结在观察学生角色扮演治疗过程中发现的问题,对优点给予肯定。
2. 总结讨论实践效果。

实训项目九　甩掉烦恼

【目的】

1. 培养遇到突发事件的应变能力。
2. 发挥集体智慧和信任他人。

【准备】

1. 材料　教材、实训指导、参考书、纸张、笔、若干纸篓。
2. 学生　事先阅读了解活动的相关内容。
3. 场所　教室。
4. 时间　2 学时。

【方法与过程】

老师向同学们宣布现在有一个机会来抛开自己的烦恼。

1. 请每位同学写下各自的问题或烦恼,无须署名,然后把纸揉成一团,丢进一个纸篓中。
2. 所有纸团丢进纸篓后,请每位同学捡起一个纸团,递给另外一个同学。
3. 接到纸团的人把纸团打开,大声读出上面写的问题。
4. 由接到纸团的人和其左右各一人形成一个三人小组,用 10min 来讨论纸团上的问题,讨论可能解决的方案,并将讨论结果记录下来。
5. 请三人小组说出他们的解决方案,再请其他可以提供帮助的同学进行补充。
6. 换一组重复这一步骤。

【多学科融合】

20 世纪 70 年代初,精神病学引入社会支持(social support)的概念。良好的社会支持有利于健康,而不良的社会关系则损害心身健康。社会支持一方面对应激状态下的个体提供保护,即对应激起缓冲作用,另一方面对维持良好情绪体验具有重要意义。请同学们课后阅读 1~2 本与社会支持理论知识相关的图书,深入认识社会支持与健康的关系。

【小结】

1. 教师就各组的讨论结果进行总结。
2. 教师针对学生小组讨论的情况给予指导,教师可以参与其中的一个小组讨论。

【讨论】

1. 解除烦恼的方法有哪些? 哪些方法比较适合自己?
2. 为什么有些烦恼无法解除? 我们应该如何面对这样的烦恼?

实训项目十　各类病人心理变化的特点及干预

【目的】

掌握病人角色和常见病人角色的适应问题、病人的一般心理需要；熟悉病人不遵医行为的主要原因、能识别病人的情绪变化，并能采用有效的手段进行干预。

【准备】

1. 材料　教材、实训指导、收集某类病人心理相关的录像或训练同学做某类疾病的标准化病人。
2. 学生　准备好纸笔，并事先阅读相关的内容。
3. 场所　多媒体教室。
4. 时间　1 学时。

【方法与过程】

学生通过观看录像或现场模拟各类病人患病后的临床表现，分组分类讨论患某种/某类疾病的病人在角色适应中的心理变化和心理需要，以及这些变化对病人求医行为的影响，并讨论有效的针对性的干预措施。

1. 教师带领学生复习《医学心理学》(第 5 版)第十章中病人心理变化的相关内容。
2. 观看录像或做标准化病人模拟场景，然后教师就录像或场景中病人的心理活动特点作提示。
3. 6 个人一组，按教师的提示进行小组讨论。要求：
（1）讨论病人的一般心理特点。
（2）讨论录像中病人的心理特点和角色适应问题。
（3）讨论如何采取行之有效的干预方法，促进病人康复。
4. 各组派代表在全班分享讨论结果。

【多学科融合】

一个健康的人在进入病人角色后，往往会产生病人心理。心理护理就是针对不同病人类型产生的病人心理，采用一系列良好的心理护理措施。做好心理护理，就需要医护人员掌握、提高交流技巧，去影响病人的感受和认知，改变病人的心理状态和应对，帮助病人适应新的人际关系以及医疗环境，尽可能处于康复的最佳心理状态、促进早日康复。请同学们课后阅读1~2 本与心理护理有关的书籍，树立起心理护理作为现代护理模式的重要组成部分，应贯穿于临床护理全过程的理念。

【小结】

1. 教师针对学生小组讨论的情况给予指导,可以参与其中的一个小组讨论。

2. 教师总结讨论情况。

备注:如果授课学校不具备录像播放条件,可由老师提前布置作业,要求学生分组在课外熟悉某类疾病病人的心理特点,创作成标准化病人的表演内容,然后进行讨论。方法及步骤与本实训相同。

第二部分 学 习 指 导

第一章	绪 论

内容要点

第一节 概 述

一、医学心理学的定义及学科性质

医学心理学是研究心理因素在人体健康和疾病及其相互转化过程中的作用及其规律,并利用心理学的理论、方法和技术对在疾病的预防、诊断、治疗和康复等方面出现的心理问题进行研究和干预的科学。

医学心理学是医学和心理学相结合而产生的一门交叉学科,它既具有自然科学性质,又具有社会科学性质,是自然科学和社会科学相结合的边缘学科。同时,医学心理学兼有心理学和医学的特点,既是医学和心理学的基础学科,也是应用学科,是这两个学科共同的分支学科。

二、医学心理学的相关学科

与医学心理学相关的学科有临床心理学、健康心理学、心理生理学与生理心理学、心身医学、异常心理学、心理诊断学、心理治疗学、咨询心理学、护理心理学、神经心理学等。此外,还包括缺陷心理学、康复心理学和药物心理学等。

三、医学心理学的任务

随着医学和社会科学的进步,医学心理学正在试图全面了解疾病的本质,探索疾病的干预方法:①研究心理因素在各类疾病发生、发展和变化过程中的作用规律;②研究心身相互作用及其机制;③研究疾病过程中的心理行为特征及其变化规律;④研究如何将心理学理论和技术应用于人类健康的促进和疾病防治。

四、开设医学心理学课程的目的

通过医学心理学的学习,使医学生达到以下三个目的:①树立整体医学观;②掌握一些医学心理学的诊断和治疗方法;③树立正确的挫折观并学会应对困境的方法。

第二节 医学模式转变与医学心理学

医学模式又叫医学观,是指医学的主导思想,是人们考虑和研究医学问题时所遵循的总的原则和总的出发点,即人们从总体上认识健康和疾病及其相互转化的哲学观点,包括健康观、疾病观、诊断观、治疗观等。它影响着某一时期整个医学工作的思维、行为方式及其结果,从而使医学带有一定的倾向性、习惯化了的风格和特征。

一、生物医学模式

生物医学模式是建立在经典的西方医学基础之上,尤其是细菌论基础之上的医学模式,利用自然科学的实证加推理的认识论和方法论来认识疾病和健康。该模式认为,任何疾病都必须而且可以在器官、细胞和生物大分子上找到可测量的形态或理化的变化及特定原因。

二、生物 - 心理 - 社会医学模式

生物 - 心理 - 社会医学模式是建立在系统论和整体观之上的医学模式,它要求医学把人看成是一个多层次的、完整的连续体,也就是在健康和疾病问题上,无论是致病、治病,还是预防及康复等方面都应将人视为一个整体,要综合考虑生物、心理以及社会各种因素的综合作用。

生物 - 心理 - 社会医学模式出现的时代动因、研究和关注的重点包括:①疾病谱和死亡顺位结构的变化;②不良的生活、行为方式成为影响人类健康的重要因素;③社会因素对健康和疾病的作用增强;④人们需求层次的提高;⑤人类认识水平的提高。

三、医学心理学关于健康和疾病的观点

健康应包括心身两个方面。WHO 对健康的定义为:"健康是人们身体、心理、社会适应和道德品质的良好状态。"健康应包含生理健康、心理健康、社会适应良好和道德健康四个维度。与健康相反的是疾病(躯体、心理或精神的)。健康和疾病不是两个对立的概念,而是一个连续链条的两极,可以在生物、心理和社会因素作用下发生相互转化。

我国医学心理学工作者对于健康和疾病的观点主要有:①人是一个完整的大系统的观点;②心身统一的观点;③社会因素和环境因素对个体影响的观点;④认知和自我评价作用的观点;⑤建立积极应对方式的观点。

四、医学心理学在现代医学中的地位

医学心理学的产生和发展在现代医学中占据着重要的地位:①促进医学模式转变的需要;②促进疾病预防战略转变的需要;③临床医疗工作特点及建立新型医患关系的需要。

第三节 心理学和医学心理学简史

心理学有一个悠久的过去,却只有一个短暂的历史。

一、古代心理学思想

17~19世纪中叶,西方的心理学仍属哲学思想的范畴,还没有形成一门独立的学科。德国哲学家葛克尔首先使用"心理学"这个名词来命名他的著作。

中国是心理学思想最早的发源地之一,心理学技术在我国古代的应用十分广泛。历史上关于心身相关、心身保健等丰富的遗产为医学心理学的发展提供了思想基础。

二、现代心理学的诞生与演变

1879年德国学者冯特在莱比锡大学创建了世界上第一个心理学实验室,标志着心理学真正脱离哲学而成为一门独立的学科。

三、医学心理学的兴起与发展

医学心理学的诞生可追溯到1852年德国的洛采出版第一本《医学心理学》著作。第二次世界大战暴发前后,医学心理学在实际应用中得到了较快的发展。20世纪50年代以来,许多研究成果与社会的需要紧密结合,医学心理学有了长足的进步。

四、我国医学心理学的发展

我国心理学的形成与19世纪末至20世纪初西方心理学的传播有着重要的关系,医学心理学也是在心理学逐渐成熟的过程中而形成的。《心灵学》是我国最早翻译的一本哲学心理学书籍。1917年,陈大齐等在北京大学哲学系建立了全国第一个心理学实验室,并出版了我国第一本大学心理学课本《心理学大纲》,标志着我国现代科学心理学的开端。但在1921—1949年的28年中,由于我国处于三次国内革命战争和抗日战争时期,心理学的发展受到了较大的阻碍。中华人民共和国成立以后,中国的心理学发展进入了新的历史时期,尤其是在20世纪70年代末,医学心理学事业更是呈现出一派欣欣向荣的局面,至此医学心理学在我国走上了健康有序的发展道路。

重点和难点解析

本章重点:掌握医学心理学的定义和学科性质,医学模式转变。

本章难点:通过绪论的学习,正确理解和掌握医学心理学定义及学科性质;在新的医学模式指导下,初步树立整体医学观和正确的健康观,达到良好的职业素养,为后续知识的学习打下坚实基础。

医学心理学是顺应生物-心理-社会医学模式而出现和发展起来的一门新兴的医学教育课程,既是理论学科也是应用学科,它既具有自然科学性质,又具有社会科学性质,是自然科学和社会科学相结合的边缘学科。同时,医学心理学兼有心理学和医学的特点,既是医学和心理学的基础学科,也是应用学科。

习 题

A1 型题

1. 关于医学心理学,**不正确**的叙述是
   A. 交叉学科 　　　　　　　　　　　　B. 边缘学科
   C. 思想教育学科 　　　　　　　　　　D. 心理学的一个重要分支
   E. 医学的一个重要分支

2. 医学模式是
   A. 某一时期各种医学思想的集中反映 　　B. 某一时期各种医学学派的集中反映
   C. 对医学各门类的总称 　　　　　　　　D. 对医学知识和技术的总称
   E. 以上都不是

3. 医学心理学的具体任务主要是
   A. 研究心理因素在各类疾病发生、发展和变化过程中的作用规律
   B. 研究生理因素特别是情绪因素对机体各器官生理、生化功能的影响
   C. 研究营养因素在疾病发生和康复中的作用
   D. 研究如何通过神经系统支配和调节自身的生理功能
   E. 研究神经反射的基本特征

4. 医学心理学的理论、技术可以应用于
   A. 各综合医院 　　　　　　　　　　　B. 预防保健机构
   C. 康复养老机构 　　　　　　　　　　D. 各专科医院
   E. 以上都是

5. 生物 - 心理 - 社会医学模式
   A. 最早提出于 19 世纪中叶 　　　　　B. 1977 年由美国医生提出
   C. 由德国人冯特首先提出 　　　　　　D. 最早提出于 18 世纪
   E. 古代中国即提出

6. 1977 年提出生物 - 心理 - 社会医学模式的人是
   A. 笛卡儿 　　　　　　　　　　　　　B. 恩格尔
   C. 哈维 　　　　　　　　　　　　　　D. 冯特
   E. 希波克拉底

7. 生物 - 心理 - 社会医学模式出现的时代动因**不包括**
   A. 疾病谱和死亡顺位结构的变化 　　　B. 呼吸道疾病发病率的增高
   C. 传染病特别是艾滋病的泛滥 　　　　D. 人们社会需求层次的提高
   E. 人类认识疾病方式的变化

8. 1879 年,建立世界上第一个心理实验室的是
   A. 洛采 　　　　　　　　　　　　　　B. 韦特默
   C. 卡特尔 　　　　　　　　　　　　　D. 弗洛伊德
   E. 冯特

9. 最先提出了"医学心理学"这一术语的学者是

A. 洛采 　　　　　　　　　B. 弗洛伊德

C. 比奈 　　　　　　　　　D. 塞里

E. 坎农

10. 健康是指

A. 身体处于良好状态

B. 身体和道德品质处于良好状态

C. 身体和心理处于良好状态

D. 身体、心理、社会适应和道德品质处于良好状态

E. 身体、心理、社会适应处于良好状态

11. 心理科学的诞生时间是

A. 1796 年 　　　　　　　　B. 1879 年

C. 1905 年 　　　　　　　　D. 1908 年

E. 1590 年

12. 医学心理学研究医学中的心理行为问题涉及

A. 康复医学 　　　　　　　　B. 临床医学

C. 基础医学 　　　　　　　　D. 预防医学

E. 几乎所有医学领域

13. 以下**不符合**医学心理学观点的是

A. 强调心理因素在临床的主导作用

B. 强调个体内外环境因素相互作用在临床的意义

C. 强调疾病过程中心身相关作用的意义

D. 强调临床医学模式改变的迫切性

E. 强调情绪因素对机体各器官生理、生化功能的影响

14. 医学心理学中的医学模式是指

A. 临床工作者的思维方式

B. 人们对健康的基本认识和对策

C. 社会上普遍采用的医疗保健措施

D. 从总体上认识健康和疾病及其相互转化的哲学观点

E. 医生治疗疾病的行为模式

A2 型题

15. 某心理学工作者的主要任务是从心理或行为的角度研究躯体疾病的预防以及健康的维护和促进,其所从事的工作属于哪个范畴

A. 临床心理学 　　　　　　　B. 心身医学

C. 行为医学 　　　　　　　　D. 健康心理学

E. 精神病学

16. 关于医学心理学研究方法中的晤谈法,正确的叙述是

A. 可用于心理评估、诊断、咨询和治疗各领域

B. 不同于一般的交谈,而是一种专门的技术

C. 是医学心理学家跟当事人交流信息、沟通情感和实施治疗所必备的技能

D. 其效果和研究者本身的物探技巧有关

E. 以上都是

17. 某医学工作者致力于寻找心理学的办法改变或矫正人们有碍心身健康的生活方式和行为习惯,通过教育、训练和咨询等预防措施,预防心理障碍及各种心身疾病。他的工作范畴属于

A. 健康心理学　　　　　　　　　　　B. 心理生理学

C. 变态心理学　　　　　　　　　　　D. 临床心理学

E. 心身医学

A3 型题

（18~20 题共用题干）

某临床医师拟进行卒中后情绪障碍的研究,他设计并印制了相应的测试量表,对脑卒中后3 个月的病人进行随访。

18. 该医师所用的研究方法为

A. 调查法　　　　　　　　　　　　　B. 实验法

C. 晤谈法　　　　　　　　　　　　　D. 观察法

E. 测验法

19. 他应该把握的原则

A. 根据量表询问,不需要专心致志地聆听当事人的叙述

B. 对病人进行是非评判

C. 不需要控制话题的方向和当事人的情感

D. 要尽可能投入较少的时间和精力

E. 要注意区别其情绪状态和真实行为是否一致

20. 以下哪项**不是**该方法的优点

A. 简便易行,不受时间和空间的限制

B. 调查获得的信息量大

C. 调查范围广

D. 结果的可信度受被调查者影响较小

E. 不需要特殊的仪器设备

A4 型题

（21~23 题共用题干）

一男性,某企业机关干部,平时不嗜烟酒,生活规律;但性情急躁,易激动,工作认真,争强好胜,雄心勃勃。一年前单位减员时调入集团下属分厂工作,常因小事上火,发脾气。三天前因心绞痛入院,诊断为冠心病。

21. 病前病人的人格类型是

A. A 型　　　　　　　　　　　　　　B. B 型

C. C 型　　　　　　　　　　　　　　D. 混合型

E. 以上都不是

22. 发病的明显原因是

A. 物理性因素　　　　　　　　　　　B. 化学性因素

C. 生物性因素 　　　　　　　　　　D. 心理社会因素

E. 以上都是

23. 病人的情绪状态属于

A. 抑郁反应 　　　　　　　　　　B. 恐怖反应

C. 厌恶反应 　　　　　　　　　　D. 愤怒反应

E. 应激状态

（马存根）

第二章　主要理论流派

内容要点

第一节　精神分析理论

一、心理结构理论

弗洛伊德把人的心理活动分为意识、前意识、潜意识三个层次。正常人的大部分心理活动是在无法被个体感知到的潜意识里进行的,大部分的日常行为受潜意识驱动。被压抑在潜意识中的心理活动如果不能进入到意识中,就会以各种变相的方式出现,如口误、笔误、梦以及各种心理、行为或躯体症状等。

二、人格结构理论

弗洛伊德认为,人格由本我、自我和超我组成,本我、自我和超我之间的矛盾冲突和相互协调构成了人格的基础。自我调节本我和超我的矛盾冲突,使个体适应环境;如果本我和超我的矛盾冲突达到了自我无法调解的程度,平衡遭到破坏,个体就会产生各种心理和行为障碍。

三、心理发展理论

弗洛伊德把性作为潜意识的核心问题,他认为人的一切追求快乐的活动都是性的活动。人的性本能是一切本能中最基本的东西,是人的行为的唯一重要动机。性力(或称力比多,libido)是人格发展的动力。在人生的不同时期,个体性力满足的方式和部位不同。随着性力的满足,人格不断发展。按照性力的发展顺序和年龄的关系,他把人格发展分成五个时期,包括口欲期、肛欲期、性器期、潜伏期、生殖期。

以上各期的发展,对人格形成至关重要。性力在发展过程中有固着和倒退两种危机。固着是停滞在某一个阶段,倒退是由后一个阶段退回到先前阶段。固着可发生在任何一个阶段,如部分性力停滞在某个发展阶段,可能会形成与其相关的人格,如口腔期人格、肛门期人格等。

四、焦虑与自我防御机制

弗洛伊德认为,焦虑是一种自我防御机制,它使人警惕即将到来的危险,并对其做出适应性反应。焦虑有三种形式:现实焦虑、神经质焦虑和道德焦虑。个体为了避免焦虑,常常在潜意识中运用自我防御机制。自我防御机制作为自我的一种防卫功能,人类在正常和病态的情况下都会不自觉地运用。运用得当可以暂时减轻痛苦,缓解焦虑,防止精神崩溃;过度使用则是一种病态。

常见的自我防御机制分为四大类:自恋型防御机制、不成熟型防御机制、神经症型防御机制、成熟型心理防御机制。

五、释梦理论

弗洛伊德认为,如果个体将潜意识的性和攻击冲动在意识水平上直接给予表达,会使个体感到不安,于是通过梦来表达。因此,"梦乃是做梦者潜意识中冲突欲望的象征",是通往潜意识的捷径。通过分析病人的梦,可以了解病人潜意识中的心理活动,为诊断、治疗神经症提供有价值的信息,梦的分析是精神分析疗法的重要技术之一。

第二节　行为主义理论

一、行为的概念

行为主义心理学的"行为"实际上泛指个体一切内在与外在的各种运动形式,包括一切外部活动、内脏活动和心理活动。该理论强调外在环境和学习过程,认为一切行为都是学习的结果,人的正常或病态的行为都是学来的,学习是支配人的行为和影响心身健康的重要因素。根据学习的基本规律,可以解释、预测和控制个体行为的获得、维持或消退。通过对学习各环节的干预或重新学习,可以矫正不良行为。

二、行为学习的原理

个体的行为因其形成过程不同可以分为反应性行为和操作性行为,不同行为的学习原理不同。反应性行为经由经典条件反射过程形成,操作性行为经由操作条件反射过程形成,同时人还可以通过观察模仿他人的行为而获得新行为。

(一)经典条件反射

1. 经典条件反射的定义　经典条件反射就是指某一中性环境刺激,通过反复与无条件刺激相结合,最终成为条件刺激,引起了原本只有无条件刺激才能引起的行为反应的过程。

2. 经典条件反射的意义　经典条件反射理论强调环境刺激对行为反应的影响。经典条件反射是一种重要的学习方式,可以运用经典条件反射原理塑造良好行为,矫正不良行为。

3. 经典条件反射的特点

(1)强化:是指环境刺激对行为反应产生促进作用的过程。在经典条件反射中,非条件刺激与条件刺激反复结合的过程就是强化。结合次数越多,条件反射形成则越牢固。

(2)泛化:是指由于反复强化的作用,某些与条件刺激相近的环境刺激也可引起相同的条件反射。

(3)消退:是指非条件刺激长期不与条件刺激结合,即取消强化,条件反射可逐渐消失。

（二）操作条件反射

1. 操作条件反射的定义　当某一行为出现时总能获得某种积极的结果,则个体逐渐学会对这种行为的操作,这就是操作条件反射。由于操作条件反射是个体借助于对工具操作的学习而形成的,故又称为工具操作条件反射。

2. 操作条件反射的意义　操作条件反射重视行为的结果对行为本身的影响。因此,可以根据操作条件反射的原理塑造良好行为,矫正不良行为。

3. 操作条件反射的类型

（1）正强化:是指个体的某一行为使积极刺激增加,导致该行为逐渐增强的过程。

（2）负强化:是指个体的某一行为使消极刺激减少,导致该行为逐渐增强的过程。

（3）消退:是指个体的某一行为使原有的积极刺激减少,导致该行为逐渐减弱的过程。

（4）惩罚:是指个体的某一行为使消极刺激增加,导致该行为逐渐减弱的过程。

（三）内脏操作条件反射

米勒于 1967 年在内脏学习的实验中,对动物的某一种内脏反应行为（如心率下降）给予奖励。经过这种选择性的定向训练,动物逐渐学会了"操作"这种内脏行为,使心率下降,即内脏操作条件反射。内脏操作条件反射是上述操作条件反射的另一种形式。

内脏操作性条件反射证明,心身症状往往是习得的,人的各种内脏活动也可以通过内脏学习获得意识的调节和控制。目前广泛应用的生物反馈治疗技术就是内脏操作条件反射原理的应用。

（四）社会学习理论

社会学习理论也称示范作用。这种理论认为,人可以通过对一个具体模型行为活动的观察和模仿,学会一种新的行为类型,而不强调刺激和反应之间的联系。

班杜拉提出行为学习包括四个过程:注意、记忆、行动、强化。

根据社会学习理论,人类的许多行为,特别是社会行为,可以通过示范作用而形成。

第三节　人本主义理论

一、马斯洛的需要层次理论

马斯洛认为,人的需要是所有行为的根本动力。他把人的需要由低到高分为五个层次,即生理需要、安全需要、爱和归属需要、尊重的需要、自我实现的需要。自我实现是人本主义的核心概念。马斯洛把自我实现看作是人发展的最高境界,是指个体在成长中,其身心各方面的潜能获得充分发展的过程和结果。

二、罗杰斯的自我形成理论

罗杰斯认为,刚出生的婴儿没有自我的概念。出生后,在与他人和环境的相互作用下,开始慢慢学会了区分"我"与"非我"。

在儿童寻求积极经验的过程中,有一种是受到他人的关怀而产生的体验,还有一种是受到他人的尊重而产生的体验,但他人的尊重和关怀是有条件的,这些条件体现着父母和社会的价值观,罗杰斯称之为"价值条件"。儿童不断通过自己的行为体验到这些价值条件,不自觉地将其内化为自我的一部分。当经验与自我之间发生冲突时,个体就会感到自我受到威胁而产生焦虑、烦躁等自我失调的表现。这种自我失调乃是人类适应不良的根源。

以人本主义理论为基础发展起来的以人为中心的疗法,以来访者为中心,重视来访者的人格尊严。在心理治疗中,只有给来访者提供自然的、和谐的、自由的心理氛围,来访者才会摆脱自我概念不一致带来的困扰,修复受损的自我实现的潜力,重新走上自我实现、自我完善的道路,成为一个健康的人。

第四节 其 他 理 论

一、认知理论

(一)埃利斯的观点

埃利斯提出了著名的 ABC 理论。其中,A 指与情绪有关的诱发事件(activating events),B 指人对诱发事件所形成的信念(beliefs),C 指个人对诱发事件所产生的情绪与行为反应(consequences)。通常人们认为是 A 直接引起 C,而事实并非如此,在 A 与 C 之间存在中介 B。ABC 理论认为,非理性信念是情绪或行为障碍产生的重要因素。

合理情绪疗法治疗实践的核心是通过改变来访者的想法和观念(B),来改变、控制其情绪和行为结果(C)。其中所使用的重要方法是对不合理的信念加以驳斥和辩论(disputing irrational beliefs,D),使之转变为合理的观念,最终达到新的情绪和行为的治疗效果(new emotive and behavioral effects,E)。由此,埃利斯的 ABC 理论发展成了治疗情绪障碍的 ABCDE 模型。

(二)贝克的观点

贝克提出的情绪障碍认知理论认为,一个人的思想决定其内心体验和反应,因此人的情绪障碍主要源自认知失调。常见的认知歪曲类型包括:任意的推断、选择概括、过度引申、夸大或缩小、全或无思维。改变功能失调的情绪和行为的最直接的方式就是修改不正确的和功能失调的思维。

二、心理生理理论

心理生理学认为,心理因素对人类健康和疾病发生的影响,必须通过生理活动作为中介机制。心理生理学重点研究各种心理活动的生理机制,尤其是心身关系、心身交互影响等,代表了心理学及疾病研究中的生理学研究方向。

重点和难点解析

本章重点:掌握不同理论流派对人性的认识及其心理病理观。

本章难点:正确理解、恰当评价不同流派的观点,并能将相关知识运用于对人性的认识和对人的心理与行为的理解上。

精神分析强调潜意识的作用,重视人格不同部分之间的平衡对健康的影响,强调本能是推动人格发展的动力;行为主义重视环境对人的心理和行为的制约作用;人本主义主张需要是人格发展的动力,无条件积极关注是儿童健康成长的条件。认知理论认为个体对刺激的认知评价是决定情绪和行为的关键因素。

习　题

A1 型题

1. 强调潜意识对人行为影响的流派是
   A. 精神分析 　　　　　　　　B. 人本主义
   C. 行为学习 　　　　　　　　D. 社会学习
   E. 认知理论

2. 根据行为学习的原理,能使人的行为增加的心理学方法是
   A. 惩罚 　　　　　　　　　　B. 强化
   C. 消退 　　　　　　　　　　D. 指导
   E. 示范

3. 提出社会学习理论的学者为
   A. 华生 　　　　　　　　　　B. 班杜拉
   C. 巴甫洛夫 　　　　　　　　D. 斯金纳
   E. 罗杰斯

4. 在精神分析理论中,遵循"现实原则"行事的人格部分为
   A. 自我 　　　　　　　　　　B. 超我
   C. 理想我 　　　　　　　　　D. 本我
   E. 现实我

5. 理性情绪疗法的基本理论假设是
   A. 信念对于个人的情绪和行为起决定作用 　B. 潜意识
   C. 条件反射 　　　　　　　　D. 社会学习理论
   E. 自我实现

6. 精神分析的人格结构理论为
   A. 本我、自我、他我 　　　　B. 本我、自我、超我
   C. 本能、现实、理想 　　　　D. 真诚、同感、尊重
   E. 享乐、现实、道德

7. 以人为中心疗法依据的理论为
   A. 精神分析 　　　　　　　　B. 认知理论
   C. 行为学习 　　　　　　　　D. 社会学习
   E. 人本主义

8. 弗洛伊德认为俄狄浦斯情结期也称为
   A. 口欲期 　　　　　　　　　B. 肛欲期
   C. 性器期 　　　　　　　　　D. 潜伏期
   E. 生殖期

9. "此地无银三百两"所反映的心理防御机制为

A. 转移

B. 否认

C. 压抑

D. 反向

E. 合理化

10. 治疗情绪障碍的 ABCDE 模型中的 D 指的是

A. 信念

B. 诱发事件

C. 新的情绪和行为的治疗效果

D. 对不合理的信念加以驳斥或辩论

E. 情绪和行为结果

A2 型题

11. 某男,20 岁,大二学生。据同宿舍的同学反映,此人有吸烟、酗酒等不良嗜好,且喜欢咬东西。根据精神分析理论的观点,他可能是在哪个心理发展时期出现了障碍

A. 口欲期

B. 肛欲期

C. 性器期

D. 潜伏期

E. 生殖器期

12. 病人在患病期间易产生挫折感,可能觉得自己是个负担,阻碍了自尊感的建立。因此病人和平时一样需要别人的尊重,这是病人的

A. 生理需要

B. 安全需要

C. 爱和归属的需要

D. 尊重需要

E. 自我实现的需要

A3 型题

(13~14 题共用题干)

一家长因其 3 岁的孩子平时讲话总是大喊大叫而恼火,批评教育都无济于事,于是来寻求心理帮助。

13. 心理咨询师指导家长当孩子再次大喊大叫时,可以装作没听见而不予理睬,这属于条件反射的哪种类型

A. 正强化

B. 负强化

C. 消退

D. 惩罚

E. 泛化

14. 心理咨询师指导家长当孩子心平气和讲话时应及时夸奖,这属于条件反射的哪种类型

A. 正强化

B. 负强化

C. 消退

D. 惩罚

E. 泛化

A3/A4 型题

(15~17 题共用题干)

某大一男生,一次考试失败后,认为自己是个失败者,近半月情绪低落,经常失眠,无食欲。

15. 按照埃利斯 ABC 理论,该求助者情绪低落的直接原因是

A. 事件

B. 非理性信念

C. 行为

D. 结果

E. 挫折感

16. 依据 ABCDE 模型,心理咨询师讲述塞翁失马的故事,并启发求助者思考,为什么塞翁在遇到挫折时能保持乐观,最终目的是为了

    A. 对求助者进行心理教育   B. 让求助者乐观一些

    C. 改变非理性信念   D. 暗示求助者太悲观

    E. 寻找不合理信念

17. 按照贝克的观点,该求助者不正确的和功能失调的认知类型属于

    A. 任意的推断   B. 选择概括

    C. 过度引申   D. 夸大或缩小

    E. "全或无" 思维

（焦颖玲　蒋继国）

第三章　个体心理

内容要点

第一节　认知过程

认知过程是人的最基本的心理过程,包括感觉、知觉、记忆、思维、想象、注意等心理现象。其中,思维是认知过程的核心。

一、感觉

(一)概念
感觉是人脑对直接作用于感觉器官的客观事物个别属性的反映。

(二)分类
根据产生感觉的刺激来源,感觉可分为外部感觉和内部感觉。

(三)感受性及其变化规律
1. 感受性与感觉阈限　感受性是指感觉器官对适宜刺激的感觉能力。衡量感受性高低的刺激量称为感觉阈限。感受性与感觉阈限呈反比关系,即感觉阈限小则感受性高;反之,感觉阈限大则感受性低。每一种感觉都有两种类型的感受性和感觉阈限:绝对感受性和绝对感觉阈限、差别感受性和差别感觉阈限。绝对感受性与绝对感觉阈限、差别感受性和差别感觉阈限同样成反比关系。

2. 感觉的特性(感受性变化的一般规律)　感觉的适应、对比、相互作用、后象、补偿与发展。

二、知觉

(一)概念
知觉是指人脑对直接作用于感觉器官的客观事物整体属性的反映。

(二)分类
根据知觉所反映事物的特性分为时间知觉、空间知觉(形状知觉、大小知觉、深度知觉、方位知觉等)和运动知觉。

(三)基本特性
知觉的基本特性包括知觉的整体性、知觉的选择性、知觉的理解性、知觉的恒常性。

（四）错觉

错觉不同于幻觉,错觉是对客观事物的不正确的知觉,而幻觉是"无中生有"的知觉。

三、记忆

（一）概念

记忆是过去的经验在人脑中的反映。

（二）分类

按记忆的内容分为形象记忆、逻辑记忆、情绪记忆、运动记忆;按记忆内容保持时间的长短分为瞬时记忆、短时记忆、长时记忆。

（三）基本过程

记忆的基本过程包括识记、保持、再现（再认和回忆）三个基本环节。

1. 识记　根据有无预定目的和是否需要意志努力,分为有意识记和无意识记;根据识记材料的性质和对材料理解的程度,分为机械识记和意义识记。

2. 保持　是把知识经验储存在头脑中,即对信息的储存、巩固的过程。

3. 再现　是指从头脑中提取信息的过程,分为再认和回忆。

（四）遗忘

1. 概念　是指识记过的材料在一定条件下不能再认与回忆,或是错误地再认与回忆。

2. 分类　分为暂时性遗忘与永久性遗忘。

3. 遗忘的规律、特点以及抵制遗忘的方法

（1）遗忘规律:德国心理学家艾宾浩斯对遗忘现象作了系统研究。研究结果表明,遗忘的发展进程是不均匀的,在识记的最初阶段遗忘得很快,后来逐渐缓慢,到了相当的时间,稳定在一个水平上,就几乎不再有更多的遗忘。也就是说,遗忘的发展是先快后慢的。

（2）遗忘特点:①未经重复和复习的内容容易遗忘;②抽象材料比具体材料更易遗忘,无意义材料比有意义材料容易遗忘;③前摄抑制和倒摄抑制对遗忘有重要影响,前摄抑制是指先学习的材料对后学习材料的影响,倒摄抑制是指后学习的材料对先学习材料的影响;④遗忘与人的情绪、需要、动机、兴趣等心理因素有关。

（3）抵制遗忘的方法:首先应进行牢固的识记,其次要组织有效的复习。①及时复习;②合理分配复习的时间;③反复阅读与试图回忆相结合;④复习过程多样化。再次,学习者个人的因素（如学习动机、情绪、生理状态等）对遗忘也有很大影响。

（五）记忆的品质

记忆的品质包括记忆的敏捷性、记忆的持久性、记忆的准确性、记忆的准备性。

四、思维

（一）概念及特征

思维是人脑对客观事物间接的、概括的反映。间接性和概括性是思维的两大特征。

（二）分类

根据思维的方式或凭借物的不同分为直观动作思维、具体形象思维和抽象逻辑思维;根据思维探索答案的指向性分为聚合思维与发散思维;根据思维的主动性和创造性分为习惯性思维（又称常规思维）与创造性思维。

（三）思维的操作

思维的操作包括分析与综合、比较与分类、抽象与概括、系统化与具体化。

（四）解决问题的思维过程

解决问题的思维过程包括提出问题、明确问题、提出假设、检验假设。影响问题解决的心理因素有情绪状态、动机强度、迁移、定势、功能固着；此外，原型启发、知觉情境等也是影响问题解决的心理因素。

（五）思维的品质

思维的品质包括广阔性、深刻性、灵活性、敏捷性、独立性、批判性、逻辑性。

五、想象

（一）概念

想象是人脑对曾经感知过的事物在大脑中留下的印象，即表象，进行加工改造而形成新形象的过程。想象的基本特点是形象性、新颖性和创造性。

（二）分类

根据有无目的分为无意想象和有意想象；根据想象内容的新颖性和独特性，有意想象又分为再造想象和创造想象。

六、注意

（一）概念及特点

注意是人的心理活动对一定对象的指向和集中。指向性和集中性是注意的两个特点。注意不是独立的心理过程，而是伴随在认知过程的其他心理活动中。

（二）分类

根据有无目的和是否需要意志努力分为无意注意（也称不随意注意）、有意注意（也称随意注意）和有意后注意（也称随意后注意）。

（三）注意的品质

注意的品质包括注意的广度、注意的稳定性、注意的分配和注意的转移。

第二节　情绪情感过程

一、情绪情感概述

（一）概念

情绪情感是人对客观事物是否满足自己的需要而产生的态度和体验。

（二）区别与联系

1. 情绪情感的区别

（1）从需要的角度看：情绪是与机体的生理需要相联系的较低级、较简单的体验；而情感是与人的社会性需要相联系的高级、复杂的体验。

（2）从发生的角度看：情绪是人和动物都具备的，它带有本能的特点，发生时间早；而情感则是人类独有的心理现象，是个体在社会生活中逐渐发展起来的，发生得较晚。

（3）从反映的角度看：情绪带有情境性、激动性和暂时性的特点；而情感则具有较大的稳定性、深刻性和持久性。

（4）从外部表现看：情绪较为强烈，冲动性较大，具有明显的外部表现；而情感一般比较微弱，较少冲动，外部表现不明显。

2. 情绪情感的联系　情绪和情感虽有区别，但它们又是同一类心理过程，因而存在密切的联系。一方面，情感离不开情绪，稳定的情感是在情绪的基础上形成的，同时又通过情绪反应得以表达；另一方面，情绪也离不开情感，情绪变化往往反映内在的情感，在情绪发生的过程中常常包含着情感。因此，情绪和情感是不可分割的。

二、情绪情感的分类

（一）情绪分类

按情绪的内容分基本情绪（也称原始情绪）和复合情绪；按情绪的状态分为心境、激情和应激（是指出乎意料的紧急情况所引起的急速而高度紧张的情绪状态）。

（二）情感的种类

常见的有道德感、理智感和美感。

三、情绪情感的作用

（一）情绪和情感的功能

情绪和情感的功能包括信号功能、感染功能和调节功能。

（二）情绪情感的作用

情绪情感影响人的智力活动和工作效率；情绪情感是人的行为动力系统之一；情绪情感影响人的社会交往和人际关系；情绪情感影响人的身心健康。

四、情绪情感的机体变化和外部表现

（一）生理变化

生理变化包括呼吸系统的变化、循环系统的变化、内外分泌腺体的变化、脑电波的变化。

（二）外部表现

外部表现即表情，分为面部表情、言语表情、身段表情。

第三节　意 志 过 程

一、概念及意义

意志是指自觉地确定目的，并根据目的来支配、调节自己的行动，克服各种困难，以实现预定目的的心理过程。人的意志是在认识世界和改造世界的需要中产生的，是在不断地追求目标和达到目标的过程中得以发展的。

二、意志行动的基本特征

意志行动的基本特征包括具有自觉的目的性；以随意运动为基础；与克服困难相联系。

三、意志行动的心理过程

意志行动的心理过程一般包括准备阶段和执行阶段。

（一）准备阶段

行动目标的确立、方法选择和计划制订。

（二）执行阶段

克服困难执行计划，实事求是修正计划。

四、意志的品质

（一）自觉性（或称自主性）

自觉性是指个体自觉地确定行动目的，并独立自主地采取决定和执行决定，使行动达到既定目的。与自觉性相反的是独断、盲目和易受暗示性。

（二）果断性

果断性是指善于明辨是非、抓住时机、迅速而合理地采取决定并实现决定的意志品质。与果断性相反的意志品质是优柔寡断和草率冒失。

（三）坚韧性

坚韧性是指对行动目的的坚持性，能在行动中保持恒心和毅力，百折不挠地克服困难，实现预定目的的意志品质。与坚韧性相反的是动摇性和顽固执拗。

（四）自制力（性）

自制力是指在意志行动中能够自觉、灵活地控制自己的情绪，约束自己言语和动作的意志品质，在行动中表现出较强的忍耐性，坚持执行既定的目的和计划。与自制力相反的意志品质是任性冲动和怯懦。

第四节　人格及其倾向性

人格也称个性，现代心理学一般把个性定义为一个人的整体精神面貌，即在一定社会条件下形成的、具有一定倾向的、比较稳定的心理特征的总和。

一、需要

（一）概念

需要是个体和社会的客观需求在人脑中的反映。

（二）分类

按需要的起源不同分为生理需要和社会需要；按需要的对象不同分为物质需要和精神需要。

（三）需要层次理论

请参阅《医学心理学》（第 5 版）第二章。

二、动机

（一）概念及功能

动机是指引起和维持个体活动，并使活动朝向某一目标的内部动力。动机具有引发功能、指向功能、激励功能。

（二）分类

根据动机的起源分为生理性动机和社会性动机；根据动机的引发原因分为内在动机和外部动机；根据动机在活动中所起的作用不同分为主导性动机与辅助性动机；根据动机的性质和社会价值的不同分为高尚动机和庸俗动机；根据动机行为与目标远近的关系分为近景动机和远景动机。

（三）动机冲突

动机冲突是泛指某些具有相互对立的事件、动机、行为、目的等的情境或过程。常见的动机冲突类型有双趋冲突、双避冲突和趋避冲突。

三、兴趣

（一）概念

兴趣是指个体积极探究某种事物或从事某项活动的心理倾向。

（二）功能

兴趣在人们活动中的基本功能主要表现为定向功能与动力功能。

（三）兴趣的品质（衡量人的兴趣发展的指标）

兴趣的品质包括兴趣的广阔（泛）性、兴趣的倾向性、兴趣的稳定性和兴趣的效能性。

第五节　人格心理特征

人格心理特征是人格的另一组成系统，主要包括能力、气质、性格。

一、能力

（一）概念

能力是指直接影响人的活动效率并使活动得以顺利完成的个性心理特征。

（二）一般分类

一般能力又称普通能力，也称认知力或智力，包括感知能力（观察力）、记忆力、想象力、思维能力、注意力等，其中抽象思维能力是智力的核心。特殊能力又称专门能力或专长、特长，如音乐舞蹈、体育竞技、数理统计、机械制作等特长。此外，根据能力所参与活动的性质不同可分为模仿能力和创造能力，根据能力的功能不同可分为认知能力、操作能力和社交能力。

（三）能力发展的一般趋势和个别差异

1. 能力发展的一般趋势　在人的一生中，能力发展的趋势大致如下：在 12 岁以前智力呈直线发展，即智力发展与年龄增长几乎是同步的，此后智力发展趋于缓慢；在 20 岁左右人的智力发展达到顶峰，以后保持水平状态直到 35~40 岁；36~40 岁以后智力开始缓慢下降；到 60 岁以后迅速衰退。

2. 能力的个别差异 表现为能力类型的差异、能力发展水平的差异和能力表现早晚的差异。

二、气质

（一）概念及特点
气质即人们常说的脾气、禀性、本性和天性。心理学所说的气质即人的心理活动和行为方面的强度、速度、平衡性、灵活性等典型的、稳定的、动力性心理特征。其特点有先天性、动力性、较强的稳定性和一定的可塑性。

（二）气质类型学说
1. 气质的体液学说 古希腊著名医生希波克拉底最早提出气质的概念。他提出人体是由血液、黏液、黄胆汁、黑胆汁这四种体液组成，并根据每种体液在人体体液中所占的优势比例，把人分为不同的气质类型：以血液为主的是多血质，以黏液为主的是黏液质，以黄胆汁为主的是胆汁质，以黑胆汁为主的是抑郁质。

2. 高级神经活动类型学说 高级神经活动类型学说是前苏联生理学家巴甫洛夫创立的。他通过动物实验发现，不同动物的高级神经活动的兴奋与抑制过程具有独特、稳定的结合，并且高级神经活动过程具有三个基本特性，即神经过程的强度、神经过程的平衡性和神经过程的灵活性。根据神经过程这些特性的独特组合，巴甫洛夫确定出四种高级神经活动类型：强而不平衡的兴奋型（或称不可遏止型）；强而平衡、灵活的活泼型；强而平衡、不灵活的安静型以及弱型（或称抑制型）。可以说，高级神经活动类型是气质类型的生理基础，气质是高级神经活动类型的表现。

3. 气质对人的实践意义 气质贯穿在心理活动和行为方式中，对人的各种实践活动都有一定的影响：①气质没有好坏之分，不具有道德评价意义也不影响活动的成就；②气质影响人的活动方式与效率；③某些气质特征为一个人从事某种工作或职业提供了可能性和有利条件；④气质在临床、教育和管理工作中具有一定的应用价值；⑤气质影响人的身心健康。

三、性格

（一）概念
性格是指个体对客观现实的、稳定的态度以及与之相适应的习惯化了的行为方式所表现出的个性心理特征。

（二）性格的特征
性格的特征包括态度特征、意志特征、情绪特征、理智特征。

（三）性格的类型
按心理功能的优势分为理智型、情绪型和意志型；按心理活动的倾向性分为外倾型（外向）和内倾型（内向）；按个体独立性程度分为独立型和顺从型；按社会文化及生活方式的不同分为经济型、政治型、理论型、审美型、宗教型、社会型。

四、自我意识

（一）自我意识的概念及作用
自我意识是指个体对自己的认识和评价。其作用是对人格结构中的各种成分进行调控，从而保证人格的完整、统一与和谐。

（二）自我意识系统

自我意识是一个具有三维结构的心理系统，包括自我认识、自我体验和自我调控。

重点和难点解析

本章重点：掌握个体心理的基本概念和基础知识，建立必备的心理学知识体系，为培养临床工作素养奠定心理学基础。能够将个体心理的基础知识和基本原理迁移应用到生活和临床实践中，善于分析解决日常生活和临床实践中的心理现象和心理问题。

本章难点：理清认知、情绪情感和意志等心理活动之间的关系，熟悉认知、情绪、意志对健康存在的影响。科学掌握人格结构和规律，学会与不同个性特点的个体和病人沟通交流。并且形成一定的临床心理工作思维，有效服务现代医学实践。

习　题

A1 型题

1. 人脑对直接作用于感觉器官的客观事物个别属性的反映，称为
   A. 感觉　　　　　　　　　　　　B. 知觉
   C. 记忆　　　　　　　　　　　　D. 思维
   E. 想象

2. 当刺激停止后，感觉并不立即消失，还能保持一定时间。这一现象称为
   A. 适应　　　　　　　　　　　　B. 对比
   C. 相互作用　　　　　　　　　　D. 后象
   E. 补偿与发展

3. 咬紧牙关可使牙痛减轻，此作用机制源于
   A. 感觉的适应　　　　　　　　　B. 感觉的对比
   C. 感觉的相互作用　　　　　　　D. 感觉的后象
   E. 感觉的补偿与发展

4. 感受性与感觉阈限在关系上呈
   A. 正比　　　　　　　　　　　　B. 反比
   C. 倒数　　　　　　　　　　　　D. 对数
   E. 比例

5. 心理过程包括
   A. 认知、情绪、意志　　　　　　B. 人格倾向性和人格特征
   C. 能力、气质、性格　　　　　　D. 需要、动机、兴趣
   E. 以上都不是

6. 皑皑白雪在晚霞的映照下呈现出一片红色，但我们对白雪的知觉仍然是白色的。此现象源于人的知觉具有
   A. 理解性　　　　　　　　　　　B. 对比性
   C. 整体性　　　　　　　　　　　D. 组织性
   E. 恒常性

7. 记忆的基本过程是
    A. 认识—情绪—意志   B. 识记—保持—再现
    C. 能力—气质—性格   D. 需要—动机—兴趣
    E. 感觉—知觉—认知

8. "牵一发而动全身"所反映的知觉特性是
    A. 整体性   B. 理解性
    C. 选择性   D. 恒常性
    E. 回忆

9. 盲人没有视觉,但听觉、触摸觉发展得特别灵敏,可以通过手的触摸解读盲文。这所揭示的感觉特性是
    A. 适应   B. 对比
    C. 相互作用   D. 补偿与发展
    E. 后象

10. 对电视中人物音容言行的记忆属于
    A. 形象记忆   B. 运动记忆
    C. 逻辑记忆   D. 情绪记忆
    E. 机械记忆

11. 短时记忆的持续时间约为
    A. 0.25~2s   B. 2~5s
    C. 5s~2min   D. 2~5min
    E. 5~10min

12. 过去经验过的事物再度出现时仍能认识的现象称为
    A. 再现   B. 再认
    C. 回忆   D. 识记
    E. 保持

13. 短时记忆的广度(信息存储的容量)为
    A. 0.25~2s   B. (7±2)个单位
    C. (3±4)个单位   D. > 1min
    E. < 0.25s

14. 根据艾宾浩斯遗忘曲线,遗忘的速度表现为
    A. 先慢后快   B. 先快后慢
    C. 进程均匀   D. 中途加快
    E. 以上都不是

15. 接到骨折病人就安排其睡硬板床,此临床思维属于
    A. 创造性思维   B. 抽象性思维
    C. 求同思维   D. 求异思维
    E. 习惯性思维

16. 思维的特征是
    A. 间接性和概括性   B. 集中性和指向性
    C. 坚韧性和果断性   D. 稳定性与可塑性

E. 个别性与整体性

17. 思维的操作过程是
    A. 感觉知觉、记忆思维、分析综合　　　　　　B. 分析综合、分类比较、抽象概括
    C. 感觉知觉、记忆注意、分析综合　　　　　　D. 想象思维、分析综合、比较概括
    E. 记忆想象、分类比较、分析和综合

18. 护士用多种方法给发热病人降低体温,这种思维方式属于
    A. 动作思维　　　　　　　　　　　　　　　　B. 形象思维
    C. 抽象思维　　　　　　　　　　　　　　　　D. 逻辑思维
    E. 发散思维

19. 鲁迅先生创作《阿 Q 正传》一文的过程属于
    A. 无意想象　　　　　　　　　　　　　　　　B. 再造想象
    C. 幻想　　　　　　　　　　　　　　　　　　D. 创造想象
    E. 联想

20. 在大脑里对已有表象进行加工改造并形成新形象的心理过程称为
    A. 记忆　　　　　　　　　　　　　　　　　　B. 想象
    C. 思维　　　　　　　　　　　　　　　　　　D. 创造
    E. 再认

21. "爱祖国、爱人民、爱社会主义"属于
    A. 理智感　　　　　　　　　　　　　　　　　B. 美感
    C. 道德感　　　　　　　　　　　　　　　　　D. 表情
    E. 情绪

22. 比较微弱、持久、弥漫性的情绪状态是指
    A. 心情　　　　　　　　　　　　　　　　　　B. 心境
    C. 应激　　　　　　　　　　　　　　　　　　D. 激情
    E. 情操

23. 病人因疼痛而扭曲身体,属于
    A. 面部表情　　　　　　　　　　　　　　　　B. 身段表情
    C. 言语表情　　　　　　　　　　　　　　　　D. 情绪
    E. 以上都不是

24. 情绪是与哪种需要相联系的
    A. 生理　　　　　　　　　　　　　　　　　　B. 社会
    C. 认知　　　　　　　　　　　　　　　　　　D. 安全
    E. 自我实现

25. 人智力的核心是
    A. 观察力　　　　　　　　　　　　　　　　　B. 注意力
    C. 想象力　　　　　　　　　　　　　　　　　D. 记忆力
    E. 抽象思维能力

26. 心理活动对一定对象的指向和集中称为
    A. 思维　　　　　　　　　　　　　　　　　　B. 想象
    C. 注意　　　　　　　　　　　　　　　　　　D. 记忆

E. 感知

27. **不属于**注意品质的是

    A. 注意的广度   B. 注意的稳定性

    C. 注意的分配   D. 注意的转移

    E. 注意分散

28. "眼观六路,耳听八方"反映了注意品质的

    A. 稳定性   B. 广度

    C. 分配   D. 转移

    E. 以上都不是

29. 意志行动中善于控制自己的行动、约束自己言行的心理品质是指意志的

    A. 自觉性   B. 果断性

    C. 坚韧性   D. 自制性

    E. 独立性

30. 与自觉性相反的不良品质是

    A. 优柔寡断   B. 冲动和任性

    C. 影响人的个性特征   D. 动摇和执拗

    E. 盲目和易受暗示

31. 属于人格心理特征的是

    A. 动机   B. 兴趣

    C. 气质   D. 思维

    E. 想象

32. 马斯洛五个层次的需要由低到高,顺序正确的是

    A. 生理需要,安全需要,爱和归属需要,尊重需要和自我实现需要

    B. 生理需要,爱和归属需要,安全需要,尊重需要和自我实现需要

    C. 生理需要,安全需要,尊重需要,爱和归属需要和自我实现需要

    D. 生理需要,尊重需要,爱和归属需要,安全需要和自我实现需要

    E. 生理需要,尊重需要,安全需要,爱和归属需要和自我实现需要

33. 顺利完成各种活动所必备的基本能力称为

    A. 语言能力   B. 想象能力

    C. 辨别能力   D. 特殊能力

    E. 一般能力

34. 人格的核心是

    A. 能力   B. 气质

    C. 性格   D. 智力

    E. 动机

35. "前怕狼、后怕虎"的动机冲突属于

    A. 双趋冲突   B. 双避冲突

    C. 趋避冲突   D. 多重趋避冲突

    E. 以上都不是

36. "大器晚成"体现的能力差异是

A. 发展趋势的差异　　　　　　　　　　　B. 类型的差异

C. 发展水平的差异　　　　　　　　　　　D. 表现早晚的差异

E. 以上都不是

37. "江山易改,禀性难移"体现了人格的

A. 独特性　　　　　　　　　　　　　　　B. 稳定性

C. 功能性　　　　　　　　　　　　　　　D. 统合性

E. 社会性

38. **不属于**人格倾向性的是

A. 需要、动机　　　　　　　　　　　　　B. 兴趣、爱好

C. 理想、信念　　　　　　　　　　　　　D. 世界观、价值观

E. 气质、性格

39. **不属于**性格特征的是

A. 态度特征　　　　　　　　　　　　　　B. 意志特征

C. 情绪特征　　　　　　　　　　　　　　D. 行为特征

E. 理智特征

40. 一般能力又称认知力,下列**不属于**一般能力的是

A. 观察力(感知力)　　　　　　　　　　B. 注意力、记忆力

C. 想象力　　　　　　　　　　　　　　　D. 思维能力

E. 机械制作能力

A2 型题

41. 因儿童突然横穿马路,驾驶中的司机紧急刹车,并倍感心跳加快,额头冒汗,手脚发软,司机的这种情绪状态是

A. 心境　　　　　　　　　　　　　　　　B. 激情

C. 应激　　　　　　　　　　　　　　　　D. 情感

E. 情操

42. 患儿虽有家人陪护,但入院之初仍哭闹不已、不肯打针吃药,除了疾病的痛苦所致外,还可能是源于何种需要的缺失

A. 生理的需要　　　　　　　　　　　　　B. 安全的需要

C. 爱与归属的需要　　　　　　　　　　　D. 尊重的需要

E. 自我实现的需要

43. 性情开朗、热情、坦率,但有时缺乏耐心和克制力。这种"孙悟空"式的气质类型属于

A. 快乐型　　　　　　　　　　　　　　　B. 黏液质

C. 抑郁质　　　　　　　　　　　　　　　D. 多血质

E. 胆汁质

44. "一心二用""三心二意"虽不被提倡,但在工作中确实能看到有的人同一时间进行两种或两种以上的不同活动,这说明注意具有何种品质

A. 广度　　　　　　　　　　　　　　　　B. 稳定性

C. 分配　　　　　　　　　　　　　　　　D. 转移

E. 分心

A3 型题

（45~46 题共用题干）

名著《红楼梦》中的,将林黛玉塑造为敏感多疑、行动缓慢、观察细致,情感体验深刻而持久的一位柔弱女性。

45. 根据林黛玉的行为特征,其气质类型属于
   A. 多血质 　　　　　　　　 B. 黏液质
   C. 胆汁质 　　　　　　　　 D. 抑郁质
   E. 以上都不是

46. 根据高级神经活动类型学说,与她的气质类型相对应的神经活动类型是
   A. 兴奋型 　　　　　　　　 B. 抑郁型
   C. 活波型 　　　　　　　　 D. 安静型
   E. 神经型

（47~48 题共用题干）

某男,26 岁,因女朋友提出终止恋爱关系整日郁郁寡欢,不思茶饭,工作中经常出差错。

47. 该青年目前的情绪体验是
   A. 快乐 　　　　　　　　 B. 愤怒
   C. 悲哀 　　　　　　　　 D. 恐惧
   E. 猜疑

48. 目前该青年所处的情绪状态属于
   A. 心境 　　　　　　　　 B. 激情
   C. 应激 　　　　　　　　 D. 愤怒
   E. 焦虑

（49~50 题共用题干）

王女士经诊断需要手术治疗,她既想早日手术又担心疼痛。医生看到王女士紧张得坐立不安,便提醒护士要尽量多沟通并照顾王女士的需要。

49. 王女士既想早日手术又担心手术疼痛的动机冲突属于
   A. 双趋冲突 　　　　　　 B. 双避冲突
   C. 趋避冲突 　　　　　　 D. 多重趋避冲突
   E. 以上都不是

50. 王女士眼前最需满足的是
   A. 生理需要 　　　　　　 B. 安全的需要
   C. 爱和归属的需要 　　　 D. 尊重的需要
   E. 自我实现的需要

（刘凌霜）

第四章　心理健康

内容要点

第一节　心理健康概述

一、心理健康与心理卫生

一般情况下,心理健康是指个体的心理健康状态。即能够以积极有效的心理活动,平稳正常的心理状态,对当前和发展着的社会环境保持良好的适应。心理卫生一般是指维护心理健康的原则、方法和措施。

二、心理健康的评估标准

1. 体验标准　以个人的主观体验和内心世界作为衡量心理健康的标准,包括两个部分:良好的心境和恰当的自我评价。

2. 操作标准　用可操作的方法了解人活动的效率如何,其核心是效率,因此也叫效率标准。这里所说的效率包括心理效率和社会效率(或社会功能)。

3. 发展标准　是对人的心理状况作纵向的考察和分析。

三、心理卫生工作的原则

1. 遗传与环境并重的原则。

2. 适应与改造并重的原则。

3. 个体和群体结合的原则。

4. 理论与实践结合的原则。

5. 人与环境协调的原则。

6. 系统化原则。

第二节 不同年龄阶段的心理健康

一、孕期心理健康

从怀孕到出生为胎儿期。胎儿的生长发育受到以下几方面的影响：遗传与优生、母亲的年龄、孕期膳食与保健、母亲的情绪状态及胎教等。

二、儿童期心理健康

（一）婴儿期的特点及心理卫生

1. 婴儿期的心理发展特点　从出生到 1 岁时期为婴儿期，也称乳儿期。其发展特点有：

（1）动作发展：从整体动作到分化动作、从身体上部的动作到下部的动作、从大肌肉动作到小肌肉动作。

（2）语言与认知发展：语言的发展顺序是先掌握词义、语法，最后学会恰当地使用语言。1 岁左右会说出人生的第一个词。婴儿期感知觉最先发展且发展速度最快。

（3）情绪发展：婴儿可以通过表情进行情绪表达。

（4）社会性发展：生命的第一年，尤其是 6 个月到 1 岁间，是婴儿与主要抚养人形成依恋关系的关键期。

2. 心理卫生要点　满足情感需求，满足婴儿探索世界的需要，发展认知活动，促进婴儿语言能力和智力的发展。

（二）幼儿期的特点及心理卫生

1. 幼儿期的特点　1~3 岁时称为幼儿期。其发展特点有：动作发展非常迅速，是口头语言发展的关键期，开始出现一些比较复杂的情感体验，自我意识出现。

2. 心理卫生要点　感觉统合训练、口头语言训练、良好的习惯与人格塑造。

（三）学龄前期儿童的特点及心理卫生

1. 学龄前期儿童的心理特点　学龄前期是指 3~6 岁的阶段。其发展特点有：

（1）动作发展：身体生长的重心下移到躯干，身体平衡能力得到极大提高。

（2）认知与语言发展：感觉发展迅速，思维活动以形象思维为主。

（3）情绪情感发展：情绪不稳定，社会情感初步发展。

（4）社会性发展：人格初步形成，自我意识初步发展，进入"第一反抗期"。

2. 心理卫生要点　①因势利导，培养儿童良好行为；②开展丰富多彩的游戏活动，促进儿童心身全面发展；③创造良好的家庭氛围，培养儿童健全人格；④促进儿童性别角色的认同。

（四）学龄期儿童的心理特点及心理卫生

1. 学龄期儿童的心理特点　6~12 岁为学龄期，其发展特点有：

（1）动作发展：儿童粗大动作和精细动作不断发展。

（2）认知与语言发展：有意注意开始发展，有意识记逐渐占据主导地位。知觉的有意性、目的性逐渐提高，观察能力、思维能力提高。书面语言形成并得到发展。由思维过渡到以抽象逻辑思维为主。想象的有意性迅速增长。

（3）情绪发展：情绪直接、外露，易于波动，但已开始学习控制自己的情绪。

（4）社会性发展：儿童的自我意识、道德评价等方面在这个时期都发展迅速。六年级儿童开始步入青春期，是性格发展的关键时期。

2. 心理卫生要点　帮助儿童适应校园生活、培养良好的学习习惯、培养儿童良好的心理品质、预防和矫正不良行为。

三、青少年期心理健康

青少年期又叫青春发育期，包括 12 岁至 14、15 岁的少年期和 14、15 岁至 17、18 岁的青年初期。

1. 发展特点

（1）生理发育与心理发展的矛盾性：①心理上的成人感与半成熟状态之间的矛盾；②心理断乳与精神依赖之间的矛盾；③心理闭锁性与开放性之间的矛盾；④成就感与挫折感的交替。

（2）认知功能全面和均衡发展。

（3）情绪体验敏感而不稳定。

（4）人格逐渐形成。

（5）性意识觉醒。

2. 心理卫生要点

（1）尊重青少年的独立意识，帮助他们顺利渡过反抗期。为了帮助青少年顺利渡过反抗期，家长要注意以下几点：①注意调整与青少年的关系，在反抗期到来之前做好心理准备；②与青少年建立朋友式的关系，平等相待，保持良好的沟通；③尊重青少年独立自主的要求和隐私权，遇事多征求他们的意见，不能简单地要求或粗暴地制止，必要时给予适当的引导和教育；④引导青少年认识到自己不成熟的一面，正确对待自己在成长中遇到的困难和挫折。

（2）培养情绪调节能力，保持良好的心理状态。

（3）学会协调人际关系。

（4）避免不良的生活习惯。

（5）进行青春期性教育，引导性意识健康发展。

四、成人期心理健康

（一）青年期的心理健康

青年期也称成年初期，一般指 19~34 岁的人生阶段，生理发育已成熟。

1. 心理特点

（1）认知发展：智力到 25 岁左右达到顶峰，以后随着年龄的增长，流体智力缓慢下降，晶体智力相对稳定并随着知识经验的积累而呈现上升趋势。辩证逻辑思维逐渐发展成为主要的思维形式。

（2）情绪发展：青年期的情感体验丰富，情感的内容也越发深刻且带有明显的倾向性。随着年龄的增长，其自我控制能力也不断提高。

（3）意志发展：自觉性与主动性增强，行为的果断性也有所增强，动机斗争过程逐渐内隐、快捷，自制力与坚持性有所增强。

（4）社会性发展：人格相对稳定，建立亲密感，职业的适应。

2. 心理卫生要点 ①做好入学教育,促进学习适应;②增强择业意识的自主性,促进职业生涯的顺利发展;③学习人际交往技巧,适应社会变化;④关注性心理健康,正确处理恋爱婚姻问题。

(二)中年期心理健康

中年期也称成年中期,是指 35~60 岁的人生阶段。中年期是生理的成熟期,心理的稳定期,也是从青年期向老年期过渡的阶段。在此阶段,生理功能逐渐衰退,女性在 50 岁左右进入更年期,易患多种疾病。

1. 心理特点

(1)认知发展:知识的积累和思维能力都达到了较高的水平。各种感觉能力开始衰退,记忆加工过程发生明显变化。

(2)情绪稳定。

(3)意志坚定。

(4)社会性发展:人格稳定、人际关系复杂及出现工作满意感或职业倦怠。

2. 心理卫生要点 具体有:①劳逸结合,避免心理疲劳;②调适婚姻生活,获得家庭幸福;③建立良好的人际交往圈;④调整饮食起居,预防早衰;⑤注重更年期心理保健。

(三)老年期心理健康

老年期也称成年晚期,一般指 65 岁以后的人生阶段。

1. 发展特点

(1)认知发展:感知觉退行性变化明显、记忆能力下降、思维能力下降。

(2)情绪变化:老年人趋向情绪不稳定。

(3)社会性发展:人格有所变化,但稳定多于变化;社会生活及人际关系发生较大变化。

2. 心理卫生要点 具体有:①正视现实,发挥余热;②合理用脑,适当运动;③生活规律,饮食合理;④保持良好的人际关系;⑤积极防治躯体疾病;⑥坦然面对死亡。

重点和难点解析

本章重点:不同年龄阶段心理卫生工作要点。

本章难点:心理健康的评估标准。

许又新提出的衡量心理健康三种标准:①体验标准,以个人的主观体验和内心世界作为衡量心理健康的标准,包括良好的心境和恰当的自我评价两个方面;②操作标准,用可操作的方法了解人活动的效率如何,包括心理效率和社会效率;③发展标准,是对人的心理状况作纵向的考察和分析。

习 题

A1 型题

1. 许又新教授提出的评估心理健康的标准是

A. 心理标准、社会标准、生物学标准

B. 体验标准、操作标准、发展标准

C. 效率标准、自我评价标准、心理测量标准

D. 心理标准、社会标准、发展标准

E. 体验标准、操作标准、效率标准

2. 开始注重个体心理卫生的最早时期应是

    A. 青少年时期   B. 婴儿期

    C. 幼儿期   D. 胎儿期

    E. 新生儿期

3. 下列关于 1 岁以内婴儿咬东西的说法,正确的是

    A. 家长应制止,以保证安全

    B. 家长应制止,以保证卫生

    C. 咬东西会影响婴儿以后说话,家长应制止

    D. 咬东西会影响婴儿的牙齿发育,家长应制止

    E. 咬东西是婴儿认识世界特有的方式,不应过分阻止

4. 口头语言发展的关键期是

    A. 婴儿期   B. 幼儿期

    C. 学龄前期   D. 学龄期

    E. 青少年期

5. 第一反抗期的年龄是

    A. 1~2 岁   B. 12 岁左右

    C. 3 岁左右   D. 18 岁左右

    E. 6 岁左右

6. 游戏对学龄前儿童心理发展的作用**不包括**

    A. 开发智力   B. 增长知识

    C. 训练身体平衡能力   D. 为入学做准备

    E. 促进儿童社会化

7. 青少年心理矛盾的根本原因是

    A. 成就感与挫折感的交替   B. 自我意识矛盾

    C. 心理代沟   D. 理想与现实的矛盾

    E. 心身发展不平衡

8. 艾里克森认为青年期的主要任务是

    A. 摆脱对家长的依赖   B. 密切与父母的关系

    C. 建立亲密感   D. 促进认知发展

    E. 打破心理闭锁性

9. 人际关系最复杂的生命阶段是

    A. 青年期   B. 青少年期

    C. 老年期   D. 中年期

    E. 儿童期

10. 形成亲子依恋,建立安全感的年龄阶段是

    A. 0~1 岁   B. 1~3 岁

    C. 3~6 岁   D. 6~12 岁

    E. 12~18 岁

11. 出现"第二反抗期"的年龄阶段是

    A. 0~1 岁   B. 1~3 岁

C. 3~6 岁　　　　　　　　　　　D. 6~12 岁

E. 12~18 岁

12. 思维从以具体形象思维为主过渡到以抽象逻辑思维为主的年龄阶段是

　　A. 0~1 岁　　　　　　　　　　　B. 1~3 岁

　　C. 3~6 岁　　　　　　　　　　　D. 6~12 岁

　　E. 12~18 岁

13. 游戏是主导活动的年龄阶段是

　　A. 0~1 岁　　　　　　　　　　　B. 1~3 岁

　　C. 3~6 岁　　　　　　　　　　　D. 6~12 岁

　　E. 12~18 岁

14. 学习成为主导活动的年龄阶段是

　　A. 0~1 岁　　　　　　　　　　　B. 1~3 岁

　　C. 3~6 岁　　　　　　　　　　　D. 6~12 岁

　　E. 12~18 岁

15. 性意识觉醒的年龄阶段是

　　A. 0~1 岁　　　　　　　　　　　B. 1~3 岁

　　C. 3~6 岁　　　　　　　　　　　D. 6~12 岁

　　E. 12~18 岁

16. 个体缺乏信心和勇气,做事畏首畏尾,经常感到自卑,被认为是心理不健康,依据的标准是

　　A. 体验　　　　　　　　　　　　B. 良好的心境

　　C. 恰当的自我评价　　　　　　　D. 保持人格的完整与和谐

　　E. 生活理想和目标切合实际

17. 在维护和促进心理健康的过程中,既要注意提高个体的心理健康水平,又要注意提高群体的心理健康水平,体现了心理健康工作的

　　A. 适应与改造并重原则　　　　　B. 个体与群体结合原则

　　C. 理论与实践结合原则　　　　　D. 人与环境协调原则

　　E. 系统化原则

18. 应注意加强感觉统合训练,如爬行、玩滑梯、荡秋千、平衡台、球类等运动,以促进个体大脑发育的阶段是

　　A. 婴儿期　　　　　　　　　　　B. 幼儿期

　　C. 学龄前期　　　　　　　　　　D. 学龄期

　　E. 青少年期

19. 青少年的独立意识强烈,他们要求在精神生活方面摆脱成人特别是父母的羁绊,拥有独立自主的权利。而事实上,他们的内心并没有完全摆脱对父母的依赖,表现了青少年期的特点是

　　A. 心理断乳与精神依赖之间的矛盾

　　B. 闭锁性与开放性的矛盾

　　C. 勇敢与怯懦的矛盾

D. 心理上的成人感与半成熟状态之间的矛盾

E. 成就感与挫折感的交替

A3 型题

（20~23 题共用题干）

个体表现为自我意识增强,要求独立完成事情,如倒水、爬到高处、在水坑里玩……经常不假思索地对妈妈说"不",而且一定要坚持,不管这事是不是他本来喜欢的。

20. 这是哪一时期儿童常有的表现

    A. 婴儿期　　　　　　　　　　B. 幼儿期

    C. 学龄前期　　　　　　　　　D. 学龄期

    E. 青少年期

21. 这一阶段是儿童何种能力发展的关键期

    A. 动作　　　　　　　　　　　B. 口头语言

    C. 书面语言　　　　　　　　　D. 亲子依恋

    E. 逻辑思维

22. 儿童这一时期的主导活动是

    A. 感统训练　　　　　　　　　B. 运动发展

    C. 游戏活动　　　　　　　　　D. 学习活动

    E. 社会活动

23. 儿童处在这一时期,家长的做法正确的是

    A. 家长应鼓励孩子独立完成力所能及的事情

    B. 家长不能让孩子想干什么就干什么

    C. 为了发展孩子的自我意识,家长应让孩子想干什么就干什么

    D. 家长对孩子的反抗应放任不管

    E. 家长应想办法改掉孩子说"不"的坏毛病

（24~26 题共用题干）

某来访者说:"我越来越懒得和我爸妈说话了! 其实我也很努力地让自己去了解他们,希望能站在他们的角度和立场来考虑问题,可总是不欢而散。我越来越觉得他们啰唆、很烦,根本一点都不了解我,我想告诉他们我不是他们的附属品!"

24. 这是哪一时期个体常有的表现

    A. 婴儿期　　　　　　　　　　B. 幼儿期

    C. 学龄前期　　　　　　　　　D. 学龄期

    E. 青少年期

25. 作为咨询师,下列做法**不正确**的是

    A. 告诉来访者这是个体发展到此阶段的正常表现

    B. 告诉来访者用这样的态度对待父母是不对的

    C. 引导来访者发现自己不成熟的一面

    D. 引导来访者发现父母的优点,尊重父母

    E. 指导来访者父母与来访者建立朋友式的关系,平等相待,保持良好的沟通

26. 关于此阶段的其他发展特点,下列叙述**不正确**的是

A. 以抽象逻辑思维为主
B. 存在心理断乳与精神依赖之间的矛盾
C. 成就感与挫折感交替出现
D. 自我意识基本确立
E. 情绪体验敏感而稳定

（许　燕）

第五章

心理应激与心身疾病

内容要点

第一节 心 理 应 激

一、应激的概述

（一）应激的概念

我们从以下几个方面来理解应激的概念：①应激是一种刺激物；②应激是一种反应；③应激是被察觉到的威胁或挑战。心理应激可看作为个体在应激源的作用下，通过认知、应对、社会支持和人格特征等中间因素的影响和中介，最终以心理生理反应表现出来的作用过程。

（二）应激的概念模型

主要包括以下几个方面：①应激的认知评价模型，该模型认为应激反应是个体对情景或事件认知评价的结果，人们感受和评价事物的方式决定着应激反应的发生和程度；②应激的过程模型，该模型将心理应激看作是以认知评价因素为核心的过程，并从应激源、应激中介因素和应激反应三个方面及其相互关系来认识；③应激的系统模型，该模型将认知评价、应对方式、社会支持甚至人格特征等视为过程论的中间因素，分别受其他各种因素的影响和制约，其中人格特征起到核心作用，应激其实是有关因素相互作用的系统。

（三）心理应激理论与临床医学

心理应激理论与临床医学的关系具体表现在：第一，在病因学方面，心理应激理论模型有助于我们认识疾病发生发展过程中心理、社会和生物各应激因素的作用及其内在规律。第二，在治疗学方面，可以通过任何消除或降低各种应激因素的负面影响来达到治疗的目的，如所谓的应激干预模式或压力自我管理计划等。第三，在预防方面，如何合理调整应激刺激和各有关中间因素的构成体系，使每个人在适宜的内外环境下健康成长或保持适应。

二、应激过程

（一）应激源

应激源是指机体内、外环境向机体提出的适应或应对的要求，经个体认知评价后可以引起心理和（或）生理反应的紧张刺激物，按应激源的性质一般可分为：

1. 躯体性应激源。

2. 心理性应激源。

3. 社会性应激源。

4. 文化性应激源。

由霍尔姆斯和雷切尔编制的社会再适应评定量表,用生活变化单位(LCU)进行计量评定。霍尔姆斯研究发现,LCU 与健康关系甚为密切,与疾病发生明显相关。若一年累积的生活事件小于 150LCU,提示第二年基本健康;一年累积超过 300LCU,第二年有 75% 可能性患疾病;若得分在 150~300LCU,第二年有 50% 的可能性会患疾病。进一步研究发现,生活事件可能和疾病的过程和康复有关,对生活事件间接进行分析可以帮助预测疾病的进程。

（二）中介机制

应激的心理中介机制包括:①认知评价,是个体从自身的角度对遭遇的应激源的性质、程度和可能的危害情况作出估计,同时也估计面临应激源时个体可动用的应对应激源的资源,可分为初级评价和次级评价;②应对方式,是个体在应激期间处理应激情境、保持心理平衡的一种手段,应对类型可分为问题指向性应对和情绪关注性应对;③社会支持系统,指来自社会各方面,包括父母、亲属、朋友、同事、伙伴等人以及家庭、单位、党团、工会等组织给予个体精神或物质上的帮助和支持的系统,可以分为客观支持和主观支持两类;④人格特征,人格作为应激反应过程中的中介因素之一,与生活事件、认知评价、应对方式、社会支持和应激反应等因素之间存在显著性相关。

应激的生理反应主要涉及两大系统:一是丘脑的室旁核 - 促皮质素释放系统;另一系统是低位脑干中以蓝斑为主的去甲肾上腺素能神经元,以及以交感神经为主的自主神经系统。神经中介机制主要通过交感神经 - 肾上腺髓质轴进行调节。应激状态下,应激刺激被中枢神经接收、加工和整合,将冲动传递到下丘脑,使交感神经 - 肾上腺髓质轴被激活,释放大量的儿茶酚胺,引起肾上腺素和去甲肾上腺素分泌,使中枢兴奋性增高,机体出现非特异反应系统功能增强和营养性系统功能降低的现象,以兴奋和抑制的形式实现对生理活动的影响。

神经 - 内分泌中介机制主要通过下丘脑 - 腺垂体 - 靶腺轴(HPA)进行调节。神经 - 内分泌 - 免疫调节机制主要通过以下机制:一是免疫系统利用细胞因子向中枢神经系统发出机体正受到伤害的信号;二是中枢神经系统通过垂体 - 肾上腺皮质轴调节免疫反应;三是免疫细胞上有肾上腺素受体,从而接受自主神经和内分泌系统的影响;四是免疫系统的器官受自主神经系统两个分支的神经支配。

（三）应激反应

应激反应包括心理应激反应和生理应激反应两大方面,与此同时也会出现行为反应。

个体对应激的心理反应和影响,从性质上可分为积极的心理反应和消极的心理反应两大类。个体对应激的心理反应从形式上可分为:①认知性应激反应;②情绪性应激反应;③行为性应激反应。

生理性应激反应有两个应激生理反应模块:一是应急反应,是个体在感受到威胁与挑战时机体发生的"搏斗与逃跑"反应,主要是交感 - 肾上腺髓质轴系统的激活;二是慢性应激状态以环境中有应激源、伴有负性情绪、对环境控制的缺乏或个体认为没有应对的可能性为特征,下丘脑 - 垂体 - 肾上腺皮质轴激活。

应激对健康的影响也就是应激的结果,表现为两个方面:一是适度的应激对人的健康和功能活动有促进作用,使人产生良好的适应结果;二是长期的、超过人的适应能力的心理应激则会损害人的健康,对人体健康起消极作用。

第二节 心 身 疾 病

一、心身疾病的概述

（一）心身疾病的定义

心身疾病又称心身障碍或心理生理疾病，是指心理社会因素在疾病发生、发展过程中起重要作用的躯体器质性疾病和功能性障碍。广义的心身疾病是一类由心理社会因素在疾病的发生和发展过程中起重要作用的躯体器质性疾病和躯体功能性障碍，通常称为心身障碍。狭义的心身疾病则是指心理社会因素在疾病的发生和发展过程中起重要作用的躯体器质性疾病。心身疾病主要特征有：①疾病的发生和发展与心理社会因素有关，通过心理中介或生理中介而发病；②必须有明确的器质性病变或躯体功能性障碍的症状，如呕吐、偏头痛等；③心身疾病通常发生在自主神经支配的系统或器官；④遗传和人格特征与心身疾病的发生有一定的关系，不同人格特征的个体对某些心身疾病的易感性不同；⑤同样性质或强度的心理社会因素，对于一般人只引起正常范围内的生理反应，而对于心身疾病易感者则引起明显的病理生理反应。

（二）心身疾病的分类

亚历山大（Alexander F）最早提出七种经典的心身疾病，即溃疡病、原发性高血压、甲状腺功能亢进、溃疡性结肠炎、类风湿关节炎、支气管哮喘和局限性肠炎，并认为这些疾病与特定的心理冲突有关。随着对心身疾病的研究，人们发现心身疾病分布于各个系统，种类甚多，而且主要是受自主神经支配的系统与器官。

（三）心身疾病的发病机制

心身疾病的发病机制主要涉及心理动力学、心理生理学和行为学习理论。心理动力学理论主要强调了潜意识心理冲突在心身疾病发生中的作用，认为个体不同的潜意识特征决定了与某种心理冲突相关的特定心身疾病种类。心理动力理论认为，心身疾病的发病主要取决于三个方面：①个体潜意识中未解决的心理冲突；②身体器官对疾病的脆弱易感性；③自主神经系统功能的过度活动性。

心理社会因素通过免疫系统与躯体健康和疾病之间的联系，可能涉及三条途径，即下丘脑 - 垂体 - 肾上腺轴、自主神经系统的递质、中枢神经与免疫系统的直接联系。

学习理论认为，某些社会环境刺激会引发个体习得性心理和生理反应，如情绪紧张、呼吸加快、血压升高等；由于个体素质的差异，或特殊环境因素的强化，或通过泛化作用，使得这些习得性心理和生理反应被固定下来，从而演变成为症状和疾病。

（四）心身疾病的诊断原则

1. 心身疾病的诊断要点 ①疾病的发生包括心理社会因素，其与躯体症状有明确的时间关系；②躯体症状有明确的器质性病理改变，或存在一定的躯体化障碍；③排除神经症性障碍或精神病，特别是癔症、疑病症、焦虑症等。

2. 心身疾病的诊断程序 ①病史采集；②体格检查；③心理评估；④分析诊断。

（五）心身疾病的预防与治疗原则

一方面必须在躯体水平上采取有效的治疗，另一方面又必须在心理和社会水平上进行干预或治疗,即采取心身结合的治疗原则。心理干预目标包括:①消除生物学症状;②消除心理社会刺激因素;③消除心理学病因。心身疾病应从心身整体观念出发,采取心、身相结合的治疗原则。心身疾病的预防不能单纯着眼于生物学因素,要同时兼顾心、身两个方面进行综合预防。针对某些导致整个人群发病率增加的危险因素,进行心理健康教育;针对心身疾病发病的危险性比一般人群要高的人实施预防性干预;对于那些在工作和生活环境里存在明显应激源的人,要及时进行适当的调整,减少或消除心理刺激;对筛选出轻微心身疾病先兆和体征的(如血压轻度增高者)人群,更应注意加强心理预防工作。

二、行为类型与心身疾病

A 型行为者的人格特征表现为持续的进攻性、进取心和经常的紧迫感、好急躁、专心致志追求事业目标,并且始终保持着警觉,易冲动,精力充沛。流行病学调查表明,冠心病病人多数具有 A 型行为类型。C 型行为者往往表现为内向、乖僻、小心翼翼、情绪不稳、多愁善感、易冲动,常常过分要求自己,具有克制压抑的人格特点。许多资料表明,具有 C 型行为的个体患恶性肿瘤的较多。

三、常见的心身疾病

(一)冠心病

A 型行为、社会心理因素及损害健康行为等因素都在冠心病的发生中起重要作用。一旦确诊为冠心病后,病人会出现紧张、焦虑不安,甚至出现惊恐发作,有的病人会出现继发性抑郁。由于病人恐惧冠心病,因而常采用否认和合理化的心理防御机制,因此延缓求医或拒绝就诊。对冠心病的心理治疗可采取:①积极开展心理咨询;②长期逐步地改变 A 型行为及不良的生活方式,保持良好稳定的心态;③如果病人出现明显的焦虑、抑郁,则需要加用抗焦虑、抗抑郁药物。

(二)原发性高血压

社会环境因素、情绪因素、人格特征等因素都在高血压的发生中起重要作用。病人在刚发现高血压时常紧张焦虑,随后常见的反应是忽视疾病,当疾病导致机体代偿能力下降而再次产生症状时,会再度出现紧张焦虑。在内科使用各种降压药物治疗的同时,采用心理疗法、运动疗法及改变生活习惯等多种方法相结合的综合性干预可获得较理想的治疗效果。

(三)消化性溃疡病

人格特征、社会生活事件、职业及环境因素、情绪以及应激等因素都在消化性溃疡的发生中起重要作用。消化性溃疡病人伴抑郁障碍较为常见,但临床上常与其他情绪障碍并存。对消化性溃疡的心理治疗:①积极开展心理咨询工作;②给予支持性心理治疗、生物反馈治疗及理性情绪疗法等心理治疗手段;③如果病人出现明显的焦虑、抑郁,则需要加用抗焦虑、抗抑郁的药物。

(四)糖尿病

人格特征、心理应激、生活事件等在糖尿病的发生中起重要作用。在得知患病消息的初期,病人常表现为心理上的否认,随着病情的进展,易产生紧张、恐惧、忧郁或焦虑情绪。由于糖尿病并发症多,可严重影响病人生活质量甚至生命,故可产生强烈的心理反应,如焦虑、多疑、悲观厌世、抑郁自杀情绪。对糖尿病的心理治疗,可采取疏导不良情绪的治疗方法,增强病人抗应激的能力,完善病人的人格。

（五）支气管哮喘

人格特征、心理社会因素在支气管哮喘的发生中起重要作用。支气管哮喘病人可出现紧张和焦虑以及烦躁和恐惧的心理反应。心理治疗在一定程度上可预防哮喘发作,对存在焦虑或抑郁的病人,可在实施内科常规治疗的同时,适当加用抗抑郁药物。

（六）慢性疼痛

慢性疼痛常伴发持久的苦恼、失眠、易激惹以及丧失工作能力或不能从事其他活动。与其他疾病相比,慢性疼痛更常伴发抑郁。对于疼痛的干预,首先要查明疼痛原因,对于躯体病变引起的器质性疾病,干预重点在于治疗躯体疾病,常采用手术、药物等治疗措施,同时还应针对心理社会因素对疾病的影响采取心理干预措施。

重点和难点解析

本章重点:应激的定义及应激的过程;心身疾病相关概念,心身疾病理论,心身疾病的诊断和治疗。

本章难点:应激的生理反应过程,心身疾病理论。掌握了应激源、应激的中介机制、应激反应,可为心身疾病的诊断和治疗提供更切实有效的方法。

习　题

A1 型题

1. 应激的概念最早由哪位学者提出
   A. 塞里　　　　　　　　　　　　　　B. 华生
   C. 弗洛伊德　　　　　　　　　　　　D. 艾利斯
   E. 巴甫洛夫

2. 关于影响应激的中间因素,下列描述中**不正确**的是
   A. 又称中介变量　　　　　　　　　　B. 影响心理应激的强度
   C. 影响应激的耐受力　　　　　　　　D. 可以调节应激与疾病联系
   E. 包括个体的认知评价、应对方式两个方面

3. 下列疾病中,**不属于**心身疾病的是
   A. 十二指肠溃疡　　　　　　　　　　B. 抑郁症
   C. 癌症　　　　　　　　　　　　　　D. 糖尿病
   E. 支气管哮喘

4. 处于相同应激源作用下而产生不同的应激反应,其主要原因是个体的
   A. 体质不同　　　　　　　　　　　　B. 认知评价不同
   C. 敏感强度不同　　　　　　　　　　D. 反应强度不同
   E. 文化程度不同

5. 人们在遇到压力、痛苦、困境时,引起自杀的主要原因是
   A. 逃避应激源　　　　　　　　　　　B. 排除应激源
   C. 难以应对应激源　　　　　　　　　D. 没意识到应激源

E. 想超越应激源

6. 同样的应激源对于不同的个体会产生

A. 相同的反应　　　　　　　　　B. 不同的反应
C. 类同的反应　　　　　　　　　D. 积极的反应
E. 消极的反应

7. 研究表明丧偶对鳏寡健康危害最大的阶段是

A. 第一个月　　　　　　　　　　B. 第二个月
C. 第一年　　　　　　　　　　　D. 第二年
E. 第三年

A2 型题

8. 某中年技术员在一家企业工作,工作环境较好,工作强度不大,但是班组的人际关系复杂,互相猜忌。在这里工作给他的心身健康带来很大的压力。他所面对的应激源是

A. 躯体性应激源　　　　　　　　B. 心理性应激源
C. 社会性应激源　　　　　　　　D. 文化性应激源
E. 沟通性应激源

9. 某中年妇女由于对工作的过度需求促使个体感到心力疲惫,处于无从应对的状态。平时感到头痛、疲劳、失眠、情绪低落、沮丧消沉、自暴自弃、十分消极。这种心身耗竭状态称为

A. 焦虑　　　　　　　　　　　　B. 绝望
C. 变态　　　　　　　　　　　　D. 崩溃
E. 失落

A3/A4 型题

(10~13 题共用题干)

某男性,平时不嗜烟酒,生活规律,但性情急躁,易激动,工作认真,争强好胜,雄心勃勃。一年前单位减员时调入某厂工作,常因小事上火、发脾气。三天前因心绞痛入院,诊断为冠心病。

10. 病前病人的人格类型是

A. A 型　　　　　　　　　　　　B. B 型
C. C 型　　　　　　　　　　　　D. 混合型
E. D 型

11. 发病的明显原因是

A. 物理性因素　　　　　　　　　B. 化学性因素
C. 生物性因素　　　　　　　　　D. 心理社会因素
E. 躯体性因素

12. 患病后,此病人最可能出现的情绪反应是

A. 抑郁反应　　　　　　　　　　B. 恐惧反应
C. 厌恶反应　　　　　　　　　　D. 愤怒反应
E. 焦虑反应

13. 对于病人的干预措施,**错误**的选项是

A. 认知疗法　　　　　　　　　　B. 药物疗法
C. 生物反馈疗法　　　　　　　　D. 放松疗法
E. 厌恶疗法

53
211

E. 想超越应激源

6. 同样的应激源对于不同的个体会产生

A. 相同的反应　　B. 不同的反应
C. 类同的反应　　D. 积极的反应
E. 消极的反应

7. 研究表明丧偶对鳏寡健康危害最大的阶段是

A. 第一个月　　B. 第二个月
C. 第一年　　D. 第二年
E. 第三年

A2 型题

8. 某中年技术员在一家企业工作,工作环境较好,工作强度不大,但是班组的人际关系复杂,互相猜忌。在这里工作给他的心身健康带来很大的压力。他所面对的应激源是

A. 躯体性应激源　　B. 心理性应激源
C. 社会性应激源　　D. 文化性应激源
E. 沟通性应激源

9. 某中年妇女由于对工作的过度需求促使个体感到心力疲惫,处于无从应对的状态。平时感到头痛、疲劳、失眠、情绪低落、沮丧消沉、自暴自弃、十分消极。这种心身耗竭状态称为

A. 焦虑　　B. 绝望
C. 变态　　D. 崩溃
E. 失落

A3/A4 型题

(10~13 题共用题干)

某男性,平时不嗜烟酒,生活规律,但性情急躁,易激动,工作认真,争强好胜,雄心勃勃。一年前单位减员时调入某厂工作,常因小事上火、发脾气。三天前因心绞痛入院,诊断为冠心病。

10. 病前病人的人格类型是

A. A 型　　B. B 型
C. C 型　　D. 混合型
E. D 型

11. 发病的明显原因是

A. 物理性因素　　B. 化学性因素
C. 生物性因素　　D. 心理社会因素
E. 躯体性因素

12. 患病后,此病人最可能出现的情绪反应是

A. 抑郁反应　　B. 恐惧反应
C. 厌恶反应　　D. 愤怒反应
E. 焦虑反应

13. 对于病人的干预措施,**错误**的选项是

A. 认知疗法　　B. 药物疗法
C. 生物反馈疗法　　D. 放松疗法
E. 厌恶疗法

53

（14~17题共用题干）

某女性,55 岁。丧偶 8 年,现独居,嗜烟酒,不爱运动。平时性情抑郁,过分容忍,办事无主见,常顺从别人。1 个月前行胃癌切除,术中及术后情绪低落,兴趣下降,独自流泪,有轻生之念。

14. 病人病前的行为特征为
    A. A 型　　　　　　　　　　　　B. B 型
    C. C 型　　　　　　　　　　　　D. D 型
    E. 混合型

15. 病人术后的情绪反应属于
    A. 焦虑　　　　　　　　　　　　B. 抑郁
    C. 恐惧　　　　　　　　　　　　D. 痛苦
    E. 内疚

16. 病人患胃癌的主要原因,**不正确**的选项是
    A. 生活事件　　　　　　　　　　B. 易感性人格特征
    C. 情绪因素　　　　　　　　　　D. 不良生活习惯
    E. 人际关系和谐

17. 对这种病人临床上**不应**采取哪种措施
    A. 支持性心理治疗　　　　　　　B. 认知疗法
    C. 精神分析疗法　　　　　　　　D. 药物治疗
    E. 系统脱敏治疗

（18~20题共用题干）

某中年男性患有冠心病和高血压病已 5 年。心理医生检查认为他具有 A 型行为特征。

18. 下列选项与 A 型行为**不符**的是
    A. 有时间紧迫感　　　　　　　　B. 待人随和
    C. 有竞争性　　　　　　　　　　D. 对工作过度提出保证
    E. 为成就努力奋斗

19. 根据现代医学的模式观,冠心病是属于哪一类疾病
    A. 单纯躯体疾病　　　　　　　　B. 神经症
    C. 流行疾病　　　　　　　　　　D. 心身疾病
    E. 人格障碍

20. 对病人的治疗措施,**不宜**采取的是
    A. 认知疗法　　　　　　　　　　B. 药物疗法
    C. 生物反馈疗法　　　　　　　　D. 放松疗法
    E. 经常进行剧烈运动

（顾红霞）

第六章　心理障碍

内容要点

第一节　心理障碍概述

一、心理障碍及相关概念

心理障碍是心理的特殊表现,系指心理变态或行为异常,或是指心理与行为显著地偏离正常。心理障碍包括传统概念中的精神病、神经症、人格障碍和精神发育迟滞,也包括常见的情绪障碍如焦虑障碍和应激相关障碍。

二、心理障碍的判断标准

(一)经验标准

经验标准根据两个方面进行:一是病人的主观体验,即自我评价;二是观察者根据自己的经验所做的判断,即医师的主观体验。

(二)统计学标准

该标准的基础是心理测验。经统计学处理,一般心理特征测量的结果常呈正态分布,居中间的大多数人属于心理正常,而远离中间的两端在该标准中被视为异常。一般偏离均值的幅度越大则越不正常。一般是基于95%的分界线。

(三)医学标准

医学标准又称病因学和症状学标准,根据症状及是否存在病理性的病因作为判断依据。该诊断标准重视临床医学检验方法、近代影像技术等的应用,以是否可以找到病理解剖或病理生理变化的医学诊断依据为准,该法较为客观。

(四)社会适应性标准

社会适应性标准是以社会常模为标准来衡量。如果因为心理障碍使个体不能按照社会认可的方式行事,其行为后果对本人或社会不适应,个体的社会功能也出现明显不能调试的情况,则认为其心理有异常。

三、心理障碍的分类

(一)心理学分类

心理学分类也称现象学分类,分为认知过程障碍、情感过程障碍、意志行为障碍。

（二）医学分类

医学分类主要有世界卫生组织（WHO）颁布的《国际疾病分类》（ICD）标准、美国《精神疾病诊断与统计手册》第 5 版（DSM-V）标准和我国现行的《中国精神障碍分类与诊断标准第 3 版（CCMD-3）》。

（三）医学心理学分类

1. 轻度心理异常　一般指人的某些方面心理活动功能受到损害，如过分地恐惧、强迫、思虑等。虽对客观现实反应有扭曲，但生活一般可以自理，能完成日常生活及一般社交活动，有自知力，能够主动求医，寻找解决问题的办法。

2. 重度心理异常　一般指人出现明显的精神病性症状，即个体的行为严重脱离周围的环境，自身心理过程的知、情、意严重不协调。常可表现为言语行为失常、对个人心理活动缺乏自知力，影响其正常的社会活动和处理人际关系，不能主动求医、寻求治疗和帮助，严重者还可能给社会及公众生活造成危害。

3. 心身疾病时的心理异常　是指情绪紧张或内心冲突等心理应激，通过神经 - 内分泌 - 免疫中介影响各个器官系统而出现病变。这类病人既有躯体异常，也有明显的心理异常，且症状的表现及演变规律与心理因素有明显的关系。

4. 大脑及躯体疾患时的心理异常　这类疾病大多是由于生物及理化因素直接作用于大脑或躯体各器官而致病。包括大脑器质性损害、大脑发育不全、躯体缺陷、躯体疾病时的各种不同程度的心理异常等。

5. 行为问题和人格障碍　是指个体在社会化过程中，个别行为偏离常态或人格某部分偏离常态。一般自知力完好。主要包括人格障碍和性心理障碍，以及某些不良行为，如烟草依赖、酒精依赖甚至还有如吸毒、偷窃、斗殴、性行为混乱等。

6. 特殊条件下的心理异常　包括某些药物和精神活性物质作用下、催眠状态以及梦境、人格偏离（如癔症）所致某些特殊意识状态下的心理异常表现。

第二节　常见的心理障碍

一、焦虑障碍

在心理障碍中的焦虑障碍主要是指焦虑症。

（一）焦虑障碍的类型

1. 惊恐障碍　惊恐障碍又称惊恐发作、急性焦虑发作，是一种以反复惊恐发作为主要原发性症状的焦虑症，常伴有明显的自主神经症状，病人可感到极度恐慌，具不可预测性。

2. 广泛性焦虑　广泛性焦虑又称慢性焦虑。为一种以持续的原发性焦虑为主要症状的神经症。病程须达到 6 个月以上。

（二）焦虑障碍的原因

焦虑障碍产生与遗传有明显的关系，尤其以惊恐障碍更为明显，个性因素和社会心理性刺激因素是发病的次要病因和非特异性的诱发因素。

二、心境障碍

（一）心境障碍的类型

1. 躁狂症 该症主要临床表现是情感高涨、思维活跃和增加、言语动作增多。多见于急性躁狂发作。

2. 抑郁症 抑郁症是以持续而明显的心境低落为主要临床表现，其核心表现是情感低落、思维迟缓、言语动作减少。

3. 双相障碍 双相障碍是一组包含有躁狂发作和抑郁发作的两个临床相的表现持续、程度轻重不等的心境障碍，病人的本次发病一般符合某一型的躁狂或抑郁的诊断标准，另外在本次发病之前有过相反的临床相或混合发作。

（二）心境障碍的原因

1. 遗传因素 心境障碍的患病遗传因素甚至高于精神分裂症，可达一般人群的 10~30 倍。

2. 神经生化变化 主要有 5- 羟色胺（5-HT）假说、多巴胺（DA）假说、去甲肾上腺素（NE）假说、γ 氨基丁酸（GABA）假说等。

3. 神经内分泌功能改变 抑郁症病人存在下丘脑 - 垂体 - 肾上腺素轴的功能障碍，下丘脑、间脑的生物胺神经递质调节障碍可导致其神经内分泌功能的变化。

4. 社会心理因素 尤其是抑郁发作，首次发作前大多有不良生活事件。社会和经济发展使抑郁障碍发生明显增加。

5. 躯体因素 在躯体状况改变等因素作用下，易发生心境障碍，如产后抑郁症等。

三、人格障碍

（一）人格障碍的概念

人格障碍是指人格发展的畸形与偏离状态，表现为根深蒂固的和持续不变的适应不良行为模式，明显影响职业和社交能力。

（二）形成因素

人格障碍的形成因素迄今未完全阐明，一般认为是在遗传素质基础上受环境因素的影响，加上其他多种因素共同作用的结果，即包括生物、心理和社会文化等因素。

（三）诊断

1. 症状标准 表现为广泛、稳定和长期的个人内心体验与行为特征，在整体上与其所处环境的社会文化所期望和所接受的范围明显偏离，人际关系也有异常偏离的一种表现。

2. 严重标准 特殊行为模式的异常偏离，使病人或其他人感到痛苦，还表现有社会适应不良。

3. 病程标准 开始于童年、青少年期，年龄在 18 岁以上，至少已持续 2 年。

4. 排除其他疾病诊断。

（四）人格障碍的常见类型

1. 偏执型人格障碍 以猜疑和偏执为特点，始于成年早期，男性多于女性。惯于把失败归咎于别人，固执己见，表现为对挫折和遭遇过度敏感，对侮辱和伤害不能宽容，多疑，容易将别人的中性或友好行为误解为敌意或轻视，好斗，病理性嫉妒，过分自负和自我中心等。

2. 分裂型人格障碍 以行为和外貌装饰的奇特、情感冷漠及人际关系明显缺陷为特点。在遵循社会规范方面存在困难，导致行为怪异。

3. 反社会型人格障碍 以行为不符合社会规范,经常违法乱纪,对人冷酷无情为特点,男性多于女性。病人可在童年或少年期(18岁以前)就出现品行问题。成年后(18岁以后)习性不改,主要表现是行为不符合社会规范,甚至违法乱纪。

4. 攻击型人格障碍 是一种青少年期常见的人格障碍。此组病人以情感暴发,伴明显行为冲动为特征,男性明显多于女性。

5. 癔症型人格障碍 又称戏剧型或表演型人格障碍,25岁以下的女性多见。其典型表现为心理发育的不成熟性,以过分的感情用事或夸张言行吸引他人的注意为特点。

6. 强迫型人格障碍 其特点是病人内心总笼罩着一种不安全感,如门锁上后还要反复检查,担心门是否锁好;写完信后反复检查邮票是否已贴好,地址是否正确等。

7. 回避型人格障碍 又称逃避型或焦虑型人格障碍,其特点是自幼胆小、行为退缩、心理自卑,面对挑战多采取回避态度或无力应付。

8. 依赖型人格障碍 其主要特征是过分地服从他人的意志,非理性地对亲近与归属有过分的渴求,宁愿放弃自己的个人兴趣、人生观,时刻得到别人的温情。

四、应激相关障碍

机体的应激是一种动态反应。适度的应激可以使个体及时调整自身与环境的关系,有利于促进人的全面发展。只有当应激反应超出一定强度和(或)长期处于应激状态,并影响个体的社会功能和人际交往时,才形成应激障碍。

应激障碍的类型包括急性应激障碍、创伤后应激障碍和适应障碍。

(一)急性应激障碍

急性应激障碍是指由急剧、严重的精神刺激、生活事件或持续困境引发的精神障碍。特征表现为情绪反应、生理反应及意识障碍,可以有意识清晰度下降、注意范围狭窄等反应。如果应激源被消除,症状可在一周内恢复,缓解完全,预后良好。病程一般数小时至1周,常在1个月内缓解。

(二)创伤后应激障碍

创伤后应激障碍(PTSD)是由于受到异乎寻常的突发性、威胁性或灾难性心理创伤,导致延迟出现和长期持续的精神障碍。创伤后应激障碍又称延迟性心因性反应。病人精神障碍在创伤后数天至半年内出现,一般在1年内恢复正常,少数病人可持续多年,甚至终身不愈。临床表现以再度体验创伤情景为特征,并伴有情绪的易激惹和回避行为。

(三)适应障碍

适应障碍是指在遭遇到明显的生活改变或环境变化,如丧偶、离异、失业或迁居、转学、入伍、退休等时,易感个体产生的短期、轻度的烦恼状态和情绪失调和行为变化、社会功能受损,但不出现精神病性症状。通常在遭遇生活事件后1个月内发病,病程大多不超过6个月。在事过境迁后或者经过调整形成了新的适应,精神障碍可随之缓解。

重点和难点解析

本章重点:心理障碍的定义和诊断。心理障碍的表现较为复杂。首先,异常心理与正常心理之间的差别常常是相对的,两者之间在某些情况下可能有本质的差别,但在更多的情况下又可能只有程度的不同。其次,异常心理的表现受多种因素的影响,诸如生物因素、心理状态、社会环境等。准确掌握定义和诊断要点才能将心理障碍和日常生活中短暂的心理异常区分开来。

本章难点：心理障碍的特征和诊断标准及分类,例如恐惧症的恐惧表现与普通人恐惧的本质不同点。另外,由于目前我国临床上是多种标准混合使用或不同地区使用不同的诊断标准,所以熟悉和了解不同诊断标准会便于学习者把握心理障碍的诊断。

习　题

A1 型题

1. 以刻板固执、墨守成规、缺乏灵活性为特点的人格障碍是
   A. 偏执型人格障碍　　　　　　　　B. 强迫型人格障碍
   C. 分裂型人格障碍　　　　　　　　D. 焦虑型人格障碍
   E. 癔症型人格障碍

2. 医学心理学对心理障碍的分类是
   A. 分为心理过程障碍和个性心理障碍的心理学分类
   B. 按照疾病类型的异常相分类的医学分类
   C. 按照社会功能和病程长短的程度分类
   D. 按照轻度、重度心理异常和躯体疾病、脑部疾病心理异常等项分类
   E. 按照躯体疾病、情感疾病、个性心理障碍等项分类

3. 对焦虑症的描述,正确的是
   A. 急性焦虑又称广泛性焦虑　　　　B. 慢性焦虑又称为惊恐障碍
   C. 焦虑症又称为自主神经症　　　　D. 焦虑症包括惊恐障碍和广泛性焦虑
   E. 焦虑症又称广泛性焦虑

4. 应用心理学的方法影响或改变病人的感受、认识、情感和行为,调整个体与环境之间的平衡,称为
   A. 心理诊断　　　　　　　　　　　B. 心理治疗
   C. 心理卫生　　　　　　　　　　　D. 心理咨询
   E. 心理适应

5. 抑郁症的核心表现是
   A. 思维贫乏　　　　　　　　　　　B. 思维迟缓或困难
   C. 情感低落　　　　　　　　　　　D. 精力不足
   E. 自我评价低

6. 在下列疾病中,**不属于**神经症的是
   A. 疑病症　　　　　　　　　　　　B. 强迫症
   C. 孤独症　　　　　　　　　　　　D. 焦虑症
   E. 恐惧症

7. 创伤后应激障碍的主要表现特征是
   A. 急性、突发的精神障碍　　　　　B. 隐性发作的精神障碍
   C. 延迟出现的和长期持续的心理障碍　D. 慢性持续的心理障碍
   E. 急性与慢性交替发作的心理障碍

8. 重度心理异常是

    A. 行为严重脱离周围环境   B. 知、情、意严重失调

    C. 对自身及环境缺乏自知力   D. 不能参与正常的社会活动

    E. 以上都是

9. 人格障碍的形成时间是

    A. 自幼年开始形成   B. 在成年以后开始形成

    C. 30 岁以后才能够形成   D. 20 岁以前即可形成

    E. 可以在 20~30 岁之间形成

10. 行为不符合社会规范、经常违法乱纪、对人冷酷无情,最符合哪类人格障碍

    A. 反社会型人格障碍   B. 偏执性人格障碍

    C. 分裂样人格障碍   D. 冲动型人格障碍

    E. 强迫型人格障碍

A2 型题

11. 某中学生,几乎每次考试都感到时间太紧张,原因是她做题时总是担心上题做错,因此不得不反复检查。尽管她也觉得没有必要,但是就是控制不住自己,这种障碍是

    A. 强迫性障碍   B. 广泛性焦虑

    C. 恐怖性障碍   D. 抑郁性障碍

    E. 以上都不是

12. 某女教师,一年前在火车上发生胸闷、心跳加速、晕倒的现象。当时被送入医院,检查未发现任何器质性改变。以后,她每次乘火车、汽车、飞机都会出现上述反应。甚至在人群比较拥挤的场所都会产生晕厥,而每次晕厥后送医院检查都未发现器质性改变。此教师的障碍是

    A. 心脏器质性疾病   B. 广泛性焦虑

    C. 强迫性障碍   D. 社交恐怖性障碍

    E. 广场恐怖性障碍

A3 型题

(13~14 题共用题干)

某女性,由于工作过度劳累,近几个月来出现脑力迟钝,注意力不集中,记忆力差,卧床后常辗转不安、极难入睡,多汗,心动过速,感觉过敏、心慌,怕声、怕冷、怕热、尤其害怕嘈杂的环境。

13. 该女性患有

    A. 强迫症   B. 抑郁症

    C. 恐怖症   D. 神经衰弱

    E. 焦虑症

14. 目前对这种神经症的治疗是

    A. 心理治疗为主,药物治疗为辅   B. 药物治疗为主,心理治疗为辅

    C. 维生素类药物   D. 不需要任何药物

    E. 单一的系统脱敏

(梁丹丹)

第七章　心理评估

内容要点

第一节　概　　述

一、心理评估的概念

心理评估指运用心理学的方法收集当事人或病人的某种心理现象的有关信息,并进行评价和鉴定的过程。

心理评估主要目的:①进行医学和心理学研究;②在进行临床干预前为医生和临床心理学家提供基础信息;③单独或协同作出心理方面的评估(一般由医生、临床心理学家或当事人本人提出);④预测当事人未来的成就;⑤对当事人的责任能力做出鉴定或司法鉴定等。

二、心理评估的常用方法

(一)调查法

调查法包括对现状调查和历史调查,目的是从当事人的现状和历史中了解其心理状况的特殊性。

(二)观察法

观察法指研究者通过对研究对象科学的、有目的的直接观察和分析,研究个体或团体的行为活动,了解事实、发现问题,从而探讨心理行为变化规律的一种方法。通常分为自然观察法和控制观察法两种类型。

(三)晤谈法

晤谈法也叫会谈法,其基本形式是晤谈者与被晤谈者面对面的语言交流,是心理评估中最常用的一种基本方法,旨在了解被晤谈者的有关心理属性特征方面的资料。晤谈法的效果取决于问题的性质和研究者本身的知识水平和会谈技巧。

(四)心理测验法

心理测验是指在标准情境下,对个人行为样本进行客观分析和描述的一种方法。

1. 心理测验的类型　按施测方式分为个别测验和团体测验;按测验材料性质分为文字测验和非文字测验;按测验材料的意义是否肯定、回答有无限制分为常规测验和投射测验;按测验目的和功能分为能力测验、人格测验、神经心理测验、评定量表和职业咨询测验;按受试者的年龄特点分为婴幼儿测验、成人测验、老年测验。

2. 标准化心理测验的基本特征　标准化测验应具备以下主要技术指标：样本、常模、信度、效度。

3. 心理测验的用途

（1）临床应用：心理咨询、临床诊断、安置和选拔人才。

（2）理论研究：主要用于搜集资料，建立或检验假说。

4. 心理测验的正确使用

（1）选择心理测验的原则：①根据评估的目的（临床或科研）选择相应的测验种类；②选择常模样本能代表被试者情况的测验；③优先选用公认的标准化程度高的测验；④选用国外引进的测验时，应尽可能选择经过我国修订和再标准化的测验；⑤选用主试熟悉和具有使用经验的测验；⑥选用信度和效度较高的测验。

（2）心理测验实施的一般原则：①在施测过程中自始至终以平等地位对待、尊重受试者；②尽可能与受试者建立协调的合作关系，保持测验情境友好；③严格按照测验的操作规定实施测验。

（3）心理测验的注意事项：①防止滥用；②选择好实施测验的时机；③心理测验的使用者及阅读测验报告者均需掌握一定的心理学基础知识，并经过专业培训；④综合分析并动态看待心理测验结果。

第二节　智力测验

智力测验是指根据有关智力概念和智力理论、经标准化过程编制而成、用于评估个人的一般能力的测验。

一、智力及智商

智力商数是智力测验结果的量化单位，用于衡量个体智力发展水平。

1. 比率智商　计算方法为 $IQ=MA/CA \times 100$。MA 为智龄；CA 为实际年龄。比率智商适用的最高实际年龄限制在 15 或 16 岁。

2. 离差智商　表示被试者的成绩偏离同年龄组平均成绩的距离。离差智商克服了比率智商计算受年龄限制的缺点，已成为通用的智商计算方法。

3. 智力分类和分级　智力等级与智商的关系见表 7-1。

表 7-1　智力水平的等级名称与划分（按智商值划分）

智商等级名称	韦氏量表（S=15）	斯坦福 - 比奈量表（S=16）
极优秀	130 以上	132 以上
优秀	120~129	123~131
中上	110~119	111~122
中等（平常）	90~109	90~110
中下	80~89	79~89

智商等级名称	韦氏量表（S=15）	斯坦福 - 比奈量表（S=16）
边缘（临界）	70~79	68~78
轻度智力缺损	55~69	52~67
中度智力缺损	40~54	36~51
重度智力缺损	25~39	20~35
极重度智力缺损	< 25	< 20

二、常用智力量表

1. 比奈智力量表 测验项目按功能相同的项目组成划分测验。目前已经出版了 S-B 第四版（S-B₄），S-B₄ 共有 15 个分测验，组成四个领域，即词语推理、数量推理、抽象/视觉推理和短时记忆。现在中国使用的比奈量表，称"中国比奈量表"。

2. 韦氏智力量表 包括成人（16 岁以上）、儿童（6~16 岁）和学龄前期（4~6 岁）三个年龄版本。

韦氏智力量表分为两大类：一类是言语测验量表，另一类是操作测验量表。两个量表合称全量表，计算出总智商。

以中国修订韦氏成人智力量表（WAIS-RC）为例加以介绍。

（1）言语量表：①知识测验，主要测量人们的知识、兴趣范围及长时记忆等能力；②领悟测验，测量对社会的适应程度，尤其是对伦理道德的判断能力；③算术测验，测量注意力及解决问题的能力；④相似性测验，主要测量抽象和概括能力；⑤数字广度测验，测量注意力和瞬时记忆或短时记忆能力；⑥词汇测验，测量被试者词汇理解和表达能力，同时还能测量理解和掌握知识的广度。

（2）操作量表：①数字符号测验，主要测量手眼协调、注意集中能力和操作速度；②填图测验，测量视觉辨认能力、对组成物体要素的认知能力及扫视后迅速抓住缺点的能力；③木块图案测验，测量空间知觉、视觉分析综合能力；④图片排列测验，测量逻辑思维、联想、部分与整体关系能力；⑤图形拼凑测验，测量想象力、抓住事物线索及手眼协调能力。

3. 适应行为量表 用于评估个体适应行为的发展水平和特征，广泛应用于智力低下的诊断、分类、训练及特殊教育等领域。对于一些婴幼儿、老年人、智残者和重症病人，进行适应行为评定有时具有特殊的重要意义。国外有杜尔编制的威兰德社会成熟量表、美国智力低下协会的适应行为量表，以及其他一些适用于不同年龄的适应行为量表。我国有姚树桥、龚耀先 1991 年编制的儿童适应行为评定量表，为智力低下儿童诊断性工具之一。龚耀先等编制的"成人智残评定量表"对成年智力缺陷者的生活自理能力、学习与工作能力、社会交往能力以及定向能力进行了评定和程度的划分。

第三节 人格测验

一、结构测验

（一）艾森克人格问卷（EPQ）

EPQ 由三个人格维度和一个效度量表组成。内外向维度（E 量表）：测查内向和外向人格特征；神经质维度（N 量表）：测查情绪稳定性；精神质维度（P 量表）：测查与精神病理有关的人格特征；掩饰性（L 量表）：测量被试者的掩饰，或者朴实、遵从社会习俗及道德规范等特征。

E 维和 N 维交叉成十字分成的四个相，即外向—情绪不稳定、外向—情绪稳定、内向—情绪不稳定、内向—情绪稳定，这四个相分别相当于四种气质类型，即胆汁质、多血质、抑郁质和黏液质。

（二）明尼苏达多项人格调查表（MMPI）

MMPI 于 1945 年正式出版。1989 年，布契尔等完成了 MMPI-2 的修订工作。2003 年，中国学者完成 MMPI-2 的手册编制及计算机化操作。MMPI-2 测验形式有两种：纸笔测验及计算机化测验。共有 567 个项目，MMPI-2 除保留 MMPI 的 10 个临床量表和 4 个效度量表外，又增加了 3 个效度量表。

1. 效度量表　未答项目数、掩饰量表、伪装量表、校正量表、后 F 量表、同向答题量表、逆向答题量表。

2. 临床量表　疑病量表、抑郁量表、癔症量表、精神病态性偏倚量表、男性化或女性化量表、偏执性人格量表、精神衰弱量表、精神分裂性人格量表、躁狂症量表和社会内向量表。

MMPI-2 临床量表均采用 T 分形式，每个量表 T 分数分布的平均数为 50 分，标准差为 10 分。常模的区分点为 60 分，凡高于或等于 60 分的量表 T 分便具有临床意义。

（三）卡特尔 16 项人格因素问卷（16PF）

应用因素分析方法于 1949 年编制而成。广泛应用于心理咨询、人才选拔和职业咨询等多个领域。

现常用的中国修订本将 A 和 B 本合并，共有 187 个项目，每 12~13 个题目又组成一个分量表，测量某一方面的人格因素，根据得分高低又分为两极，高分和低分表现出不同的特征。

施测时，要按照统一的指导语和指定的要求，必须在三个备选答案中选出一个。标准 10 分以 5.5 为平均数，1.5 为一个标准差，故可以认为，标准分数 5 和 6 是平均数，1~4 分为低分特征，7~10 分为高分特征。

二、无结构测验

投射测验是采用含糊、模棱两可的无结构刺激材料，让被试者根据自己的认知和体验进行解释、说明和联想，使主试者得以了解被试者的人格特征和心理冲突。包括洛夏测验和主题统觉测验（TAT）。

第四节 临床评定量表

一、症状自评量表

1. 90 项症状自评量表（SCL-90） 由 90 个项目组成,包含较广泛的精神症状学内容,能较准确评估病人的自觉症状,反映病人的病情及其严重程度。目前,量表广泛应用于精神科和心理咨询门诊,也可用于综合性医院,以了解身体疾病病人的精神症状。

SCL-90 的项目均采用 5 级（1~5 或 0~4）评分制,分别为"没有、很轻、中等、偏重、严重",被试者根据自己最近的情况和感受对各项目进行恰当评分。量表包含 10 个因子:躯体化、强迫症状、人际敏感、抑郁、焦虑、敌对、恐怖、偏执、精神病性和附加项。

常用的指标:总分、总均分、阳性项目数、阳性症状均分、因子分。

2. 抑郁自评量表 用于衡量抑郁状态轻重程度及其在治疗中的变化。该量表由 20 个与抑郁症状有关的条目组成,评定时间跨度为最近一周,适用于抑郁症状的成人,也可用于流行病学调查。

评分:每一个条目均按 1~4 四级评分法。1= 从无或偶尔,2= 有时有该项症状,3= 大部分时间有该项症状,4= 绝大部分时间有该项症状。

总分:总分超过 41 分可考虑筛查阳性。抑郁严重指数:抑郁严重指数 = 总分 /80。指数范围为 0.25~1.0,指数越高,反映抑郁程度越重。

3. 焦虑自评量表 用于评价有无焦虑症状及其严重程度。量表由 20 个与焦虑症状相关的条目组成。用于有焦虑症状的成年人,也可用于流行病学调查。

评分:每一个条目均按 1~4 四级评分。1= 从无或偶尔有该项症状,2= 有时有该项症状,3= 大部分时间有该项症状,4= 绝大部分时间有该项症状。

总分:总分超过 40 分可考虑筛查阳性。分数越高,焦虑程度越严重。

二、应激相关评定量表

1. A 型行为类型评定量表 由 60 个条目组成,包括:"TH"（time hurry）25 道题,反映时间匆忙感、时间紧迫感和做事快等特征;"CH"（competitive hostility）25 道题,反映争强好胜、敌意和缺乏耐性等特征;"L"（lie）10 道题,为回答真实性检测题。

评分指标及意义:L 分、TH 分、CH 分。

行为总分:高于 36 分时视为典型 A 型,28~35 分视为中间偏 A 型,19~26 分视为中间偏 B 型,总分 27 分视为极端中间型,总分小于 18 分视为典型 B 型。

2. 生活事件量表（LES） 该量表由 48 条生活事件组成,包括三个方面的问题:家庭生活方面、工作学习方面、社交及其他方面;两条空白项目,供被试者填写自己已经经历而表中并未列出的某些事件。

影响程度分为 5 级,从毫无影响到影响极重分别记 0、1、2、3、4 分。影响持续时间分 3 个月内、半年内、1 年内、1 年以上共 4 个等级,分别记 1、2、3、4 分。

统计指标为生活事件刺激量:单项事件刺激量、正性事件刺激量、负性事件刺激量;生活事件总刺激量。

3. 领悟社会支持量表（PSSS） PSSS 是自评量表，由被试者根据自己的感受填写。量表由 12 条反映个体对社会支持感受的条目组成，测定个体领悟到的来自各种社会支持源的支持程度，并以总分反映个体感受到的社会支持总程度。

每个项目均采用 1~7 七级计分法：1= 极不同意，2= 很不同意，3= 稍不同意，4= 中立，5= 稍同意，6= 很同意，7= 极同意。所有条目评分相加得出社会支持总分。分数越高，反映被试者拥有或感受的社会支持越多。

第五节 神经心理测验

临床上，常把神经心理测验分为神经心理筛选测验和成套神经心理测验。

一、神经心理筛选测验

1. 本德格式塔测验 主要测查空间能力。

2. 威斯康星卡片分类测验 测查受试者根据以往经验进行分类、概括、工作记忆和认知转移等能力，用于检测抽象思维能力。

3. 本顿视觉保持测验 主要用于脑损伤后视知觉、视觉记忆、视觉空间结构能力的评估。有三种不同形式的测验图（C、D、E 式），适用年龄为 5 岁以上。

4. 快速神经学甄别测验 主要用于测量与学习有关的综合神经功能。对学习困难儿童具有较好的鉴别作用。

二、成套神经心理测验

用于测查多方面的心理功能或能力状况。其中，中国修订的成人 HRB 包括 6 个重要的测验和 4 个检查：范畴测验、触摸操作测验、节律测验、手指敲击测验、Halstead-Wepman 失语甄别测验、语声知觉测验，侧性优势检查、握力测验、连线测验、感知觉障碍检查。

每一分测验有不同的划界常模。根据划入病理范围的分测验分数可计算出损伤指数，临床上可依据损伤指数大小辅助判断脑损伤严重程度。

重点和难点解析

本章重点：掌握心理评估的概念与常用方法，标准化心理测验具备的主要技术指标。

本章难点：心理测验的正确使用，常用心理测验及评定量表的分值与临床意义。

心理评估是医学心理学研究与临床实践的重要方法之一，在当今医学领域中配合疾病的诊疗以及科研上发挥着越来越大的作用。因此，作为医学生，熟练掌握和应用心理评估的各种方法不仅是必要的，而且是非常重要的，对其今后的临床实践和科研工作都将有很大的帮助。

习 题

A1 型题

1. 在某一时间内一个主试对一个被试者面对面地进行施测的是
   A. 个别测验
   B. 团体测验
   C. 文字测验
   D. 非文字测验
   E. 计算机辅助测验

2. 下列选项中属于神经心理测验的是
   A. 16PF
   B. MMPI
   C. EPQ
   D. 投射测验
   E. HRB

3. 一个测验或量表的测量结果的可靠性或一致性是
   A. 常模
   B. 信度
   C. 大样本
   D. 效度
   E. 结果描述

4. 心理测验的行为样本必须具有
   A. 区域性
   B. 随机性
   C. 代表性
   D. 全国性
   E. 整群性

5. 离差智商的计算方法是
   A. $IQ=50+10(X-\bar{x})/s$
   B. $IQ=100+3(X-\bar{x})/s$
   C. $IQ=5+1.5(X-\bar{x})/s$
   D. $IQ=100+15(X-\bar{x})/s$
   E. $IQ=100+10(X-\bar{x})/s$

6. 离差智商适用于
   A. 4~16 岁
   B. 16 岁以上
   C. 18 岁以上
   D. 任何年龄
   E. 12 岁以上

7. 测量人们的知识、兴趣范围及长时记忆等能力的是
   A. 知识测验
   B. 领悟测验
   C. 相似性测验
   D. 词汇测验
   E. 填图测验

8. 下列选项中**不属于** EPQ 的量表的是
   A. E 量表
   B. P 量表
   C. Q 量表
   D. N 量表
   E. L 量表

9. EPQ 测查内向和外向人格特征的量表是
   A. N 量表
   B. P 量表
   C. Q 量表
   D. E 量表
   E. L 量表

10. MMPI-2 新增加的 3 个效度量表是

    A. Q、L、F 量表　　　　　　　　　　B. Fb、TRIN、VRIN 量表

    C. Q、K、F 量表　　　　　　　　　　D. K、L、F 量表

    E. F、TRIN、VRIN 量表

11. 某病人感觉迟钝、不关心他人、好攻击、与他人关系不友好。如果进行 EPQ 测量,其结果可能性最大的是

    A. N 量表分高　　　　　　　　　　B. E 量表分低

    C. P 量表分高　　　　　　　　　　D. E 量表分高

    E. L 量表分低

12. 下列选项中**不属于**神经心理筛选测验的是

    A. 本德格式塔测验　　　　　　　　B. 手指敲击测验

    C. 快速神经学甄别测验　　　　　　D. 本顿视觉保持测验

    E. 威斯康星卡片分类测验

13. 下列选项中属于症状评定量表的是

    A. MMPI　　　　　　　　　　　　B. EPQ

    C. 16PF　　　　　　　　　　　　D. HRB

    E. SCL-90

A2 型题

14. 有位医师需要了解某病人的人格特征,他想使用临床中常用的人格量表,下列**不属于**人格测验量表的是

    A. MMPI　　　　　　　　　　　　B. CPI

    C. EPQ　　　　　　　　　　　　　D. 16PF

    E. SCL-90

15. 一位病人 MMPI 测验 Q 分位 34 分,则该测验的有效性

    A. 此测验有效　　　　　　　　　　B. 此测验无效

    C. 有参考价值　　　　　　　　　　D. 无参考价值

    E. 结合咨询再决定

A3 型题

(16~17 共用题干)

某男,患有冠状动脉硬化性心脏病和高血压,病史 5 年。心理医师经检查,认为他具有 A 型行为特征。

16. 该心理医师可能使用了以下哪种心理测验或评定量表

    A. MMPI　　　　　　　　　　　　B. A 型行为类型评定量表

    C. HRB　　　　　　　　　　　　　D. SCL-90

    E. 适应行为量表

17. 该男性的行为类型评定是根据以下哪项的得分来计算的

    A. TH　　　　　　　　　　　　　B. CH

    C. TH 与 CH 相加之和　　　　　　D. L

    E. TH、CH、L 三者相加之和

(尹红新)

第八章 心理治疗

内容要点

第一节 概　述

一、心理治疗的概念

心理治疗又称精神治疗,是治疗者以医学心理学理论为指导,以良好的医患关系为桥梁,应用各种心理学技术或通过某些辅助手段(如仪器),按照一定的程序改善病人的心理状态,达到消除心身症状,重新获得身体与环境平衡的目的。

二、心理治疗与心理咨询的关系

1. 心理治疗与心理咨询的不同点　对象不同;内容不同;目标不同;工作人员不同。

2. 心理治疗与心理咨询的相同点　两者所采用的理论是一样的;两者都注重建立良好的人际关系;所用评估工具和评估手段有很多是相同的。

三、心理治疗的基本过程

1. 心理治疗的初始阶段　该阶段的主要任务是建立良好的医患关系,了解病人心理行为问题的表现、成因及其相关的影响因素,通过对病人心理问题的测量和分析,做出心理诊断,明确严重程度。

2. 心理治疗的中期阶段　在这一阶段,治疗师要在完成心理诊断的基础上,与病人共同制订治疗目标,并选择与病人心理问题相匹配的心理治疗方法,实施心理治疗。

3. 心理治疗的结束阶段　心理行为问题很容易复发。因此取得疗效后继续巩固,是行为治疗程序的最重要的环节。

四、心理治疗的工作原则

心理治疗是通过密切的医患关系而进行的,所以必须始终保持医患关系处于良好状态中。为此,不论进行何种心理治疗,治疗者均应遵守信任原则、保密原则、计划原则、针对性原则、灵活性原则、中立性原则、综合性原则、回避性原则。

第二节 心理治疗各论

一、精神分析疗法

（一）理论基础

精神分析疗法又称心理分析疗法，是以精神分析理论为基础的心理治疗方法，由奥地利精神科医生西格蒙德·弗洛伊德于 19 世纪末创立的，并在此基础上，衍生出近代多种精神动力治疗理论。精神分析疗法通过发掘病人被压抑到潜意识内的心理矛盾来治愈病人，使病人达到认知上的领悟，促进人格的成熟。

（二）基本技术

1. 自由联想　是精神分析的基本治疗手段，是将病人带入无意识的路径之一。治疗者鼓励病人毫无保留地说出想到的一切，甚至是一些荒谬或奇怪的想法，使病人绕过平时的防御机制，逐渐进入无意识的世界。这样无意识里的心理冲突可逐渐被带入到意识领域，使病人对此有所领悟，在意识清醒状态下，用成人的观念、态度进行重新认识、批判和调整，达到治愈疾病的目的。自由联想几乎贯穿整个精神分析治疗的始终。

2. 阻抗分析　阻抗是病人所做的与治疗进程对立的任何事情。精神分析理论认为，当病人出现阻抗时，往往是自由联想的内容已经触及或即将触及其心理症结之所在。因此，治疗者的任务就是在整个治疗过程中不断辨认并帮助病人克服各种形式的阻抗，将压抑在潜意识中的情感释放出来。如果潜意识的所有阻抗都被逐一战胜，病人实际上已在意识层面上重新认识了自己，分析治疗也就接近成功。

3. 移情分析　移情就是病人无意识地指向某个治疗师的各种非现实的角色和身份，这种情形发生在精神分析治疗的退行过程中，病人对那些角色和身份的回应，通常起源于他们早年的经历。移情可以是正移情也可以是负移情。通过对移情的分析，可以了解病人心理上的某些本质问题，引导病人讲述出痛苦的经历，揭示移情的意义，帮助病人进一步认识自己的态度与行为，并给予恰当的疏导，使移情成为治疗的动力。

4. 梦的分析　梦在精神分析治疗中具有重要的意义，它是通向潜意识的捷径。精神分析理论认为，梦代表着愿望的达成。精神分析理论认为梦的内容与被压抑在潜意识中的内容存在某种联系，病人有关梦的报告可以作为自由联想的补充和扩展，并认为有关梦境的分析结果更接近于病人的真正动机和欲求。

5. 解释　是治疗者在精神分析治疗过程中，对病人的一些心理实质问题进行解释或引导，帮助病人将潜意识冲突的内容导入意识层面加以理解。解释应在对病人充分分析的基础上，在治疗的适当时机，用病人能够理解的语言才能起到治疗的作用。

（三）治疗过程

一般进行精神分析在正式开始治疗前，还需进行两周左右的试验性分析和联想，进一步明确诊断并排除不适于做心理分析治疗的对象。

1. 治疗的设置　精神分析治疗应在较为严格的治疗设置中进行，包括治疗室的布置。治疗应有固定的治疗场所、频率及治疗的时间，一般每周 2~3 次，每次 40~50min。也有预约和付费的方式。治疗者需要受过严格的精神分析专门训练。

2. 治疗开始　病人在安静的环境里斜躺在舒适的沙发椅上,将身体放松,自由而随意地联想、回忆。治疗者认真倾听病人的自由联想谈话,仅偶尔提些问题或作必要的解释。当病人无话可谈时,治疗者适当进行引导,使之继续下去,直至约定的时间。

3. 治疗的深入　以阻抗和移情的出现为特点。治疗者在倾听病人的自由联想时,要跟随联想走进病人的潜意识世界,努力发现阻抗之所在及有意义的个人资料,观察和体验来自病人的移情反应,从大量的自由联想和梦的分析中进行精神分析的诊断。

4. 结束前的分析　在精神分析诊断基础上,通过分析病人的阻抗、移情及梦的内容,形成干预的思路。

(四)应用

精神分析疗法是在治疗癔症、强迫症的临床实践中总结出来的。多应用于各种神经症,主要有癔症、强迫症、恐怖症、性变态及性功能障碍等,以及某些身心疾病、人格障碍以及心因性的躯体障碍。一般来说,精神分析疗法成功的病例通常是青年人和中年人。

二、行为疗法

行为疗法是建立在行为学习理论基础上,主要通过对个体进行训练,达到矫正适应性不良行为的一种心理治疗技术。

(一)放松疗法

放松疗法又称松弛疗法、放松训练,是通过机体的主动放松使人体验到身心的舒适,以调节因紧张反应所造成的心理生理功能紊乱的一种行为疗法。临床上常用的有渐进性放松训练和自生训练。

1. 渐进性放松训练　渐进性放松训练又称渐进性肌肉松弛疗法,是由美国生理学家雅各布森于20世纪20年代创立的一种由局部到全身、由紧张到松弛的肌肉放松训练。每次练习应从头至尾完整地完成,一般可以每天练习1~2次,每次大约20~30min。

2. 自生训练　自生训练是指练习者按照自己的意愿,使自身产生某种生理变化的一种训练,要在指导语的暗示下缓慢地进行。自生训练有六种标准程序,即沉重感(伴肌肉放松)、温暖感(伴血管扩张)、缓慢的呼吸、心脏慢而有规律地跳动、腹部温暖感、前额清凉感。

放松疗法常与其他疗法结合使用,同时也可单独使用,可用于治疗各种焦虑性神经症、恐怖症,且对各系统的身心疾病都有较好的疗效。

(二)系统脱敏疗法

系统脱敏疗法又称交互抑制法,是由美国心理学家沃尔普在20世纪50年代末发展起来的,利用对抗性条件反射原理,循序渐进地克服或消除神经症性反应的治疗方法。系统脱敏疗法认为,人在放松和焦虑的时候肌肉处于拮抗状态。因此,可以帮助病人掌握放松的技术来对抗焦虑,达到治疗的目的。治疗步骤包括:放松训练、制订焦虑等级表、实施脱敏。在进行系统脱敏时要根据病人放松训练的进度做好时间安排。系统脱敏疗法在消除运动员在比赛时的紧张情绪,以及学生的考前焦虑是十分有效的。

(三)暴露疗法

暴露疗法又称满灌疗法、冲击疗法,其治疗方法是让病人面对能使其产生强烈焦虑情绪的环境或事物,并保持一段时间,不允许病人逃避,焦虑情绪便逐渐由开始出现、达到高峰、进而下降,最终被消除,从而达到治疗的目的。暴露疗法适用于恐惧症,如乘电梯、飞机或恐惧动物等；也适用于焦虑症、强迫症、创伤后应激障碍等。

（四）厌恶疗法

厌恶疗法又称惩罚消除法，是一种通过处罚手段引起厌恶反应，去阻止和消退原有不良行为的治疗方法。常用的厌恶刺激有电刺激、药物刺激、物理刺激、厌恶想象。厌恶疗法的治疗要点：①厌恶刺激在不良行为发生时始终存在；②刺激要产生足够的痛苦水平（尤其是心理上的痛苦）；③治疗要持续到不良行为彻底消除，持续的时间要足够长；④随时进行鼓励强化，并以病人自我控制为主。厌恶疗法主要适用于成瘾性行为、性心理障碍、神经症及儿童不良行为习惯等。

（五）正强化技术

正强化技术又称阳性强化法，应用操作性条件反射原理，强调行为的改变是依据行为后果而定的，其目的在于矫正不良行为，训练与建立某种良好行为。即运用正性强化原则，每当病人出现所期望的心理与目标行为，或者在一种符合要求的良好行为之后，采取奖励办法立刻强化，以增强此种行为出现的频率，故又称奖励强化法。这种方法可适用于多种行为问题，如儿童注意缺陷多动障碍、孤独症、神经性厌食等，以及新行为的塑造等。

三、以人为中心疗法

（一）理论基础

以人为中心疗法是美国人本主义心理学家罗杰斯以人本主义理论为基础，于20世纪50年代提出的一种心理治疗方法。以人为中心疗法的治疗过程就是让来访者处于治疗的中心地位，依靠调动来访者的自身潜力来治愈疾病。心理治疗的关键是治疗者对来访者的尊重和信任，以及建立一种有助于来访者发挥个人潜能，促其自我改变的合作关系。

（二）基本技术

1. 无条件积极尊重与接纳　这是治疗者应具有的一种最基本的态度，是指治疗者不加任何附带条件地接受或赞许来访者。不论来访者的情绪和思想多么混乱和不合理，治疗者始终对其表示关注和理解，使来访者逐渐学会以同样的态度对待自己，逐渐减少否认、歪曲的经验，更趋于认同和体验自己的即时情感和经验。

2. 坦诚　坦诚的一个主要成分就是表里如一，治疗者对自己不加任何矫饰，以自己本来面目出现，真诚、真实、真情，不虚伪、不隐瞒、不掩饰自己的不足。坦诚也就是意味着治疗者要把自己置身于与治疗关系有关的情感经验之中，情感的体验和表达是坦诚的最高标准。

3. 设身处地的理解和通情　治疗者能站在病人的立场上，用病人的眼光看待他们的问题，体会它们对病人的意义，感受病人的经验、情绪，体会他们的痛苦和不幸。

（三）应用

在临床实践中，以人为中心疗法主要适用于神经症和其他有消除自身心理障碍动机的人，精神病病人不适用。在国内还适用于针对正常人群的心理咨询。

四、认知疗法

认知疗法是20世纪50年代发展起来的一种心理治疗技术。其理论基础是认知学派的理论观点，该理论认为认知活动决定人的情绪、动机和行为。因此，心理治疗的着眼点应在于信念、知觉、思维等内部思想的改变上。它试图通过帮助病人摆脱消极观念，转而接受积极思想，从而保持心身健康,达到治疗的目的。

（一）理性情绪疗法

理性情绪疗法（rational-emotive therapy, RET）是 20 世纪 50 年代美国心理学家埃利斯创立的。强调人自身的认知、情绪和行为这三个维度功能的统一性。其特点是认知、行动并重,理性、经验并存。

理性情绪疗法的基本技术是采用 ABCDE 五项自我分析技术。A: 找出引起不良情绪的事件、诱因;B: 伴随该事件产生的不合理信念、想法;C: 描述由此导致的不良情绪和行为后果;D: 与不合理信念辩论,对不合理信念逐一反驳;E: 观察信念改变后产生的结果。

理性情绪治疗的基本过程首先是心理诊断阶段,其次是领悟阶段,第三是修通阶段,最后是再教育阶段。

理性情绪疗法被成功地应用于学校、婚恋、家庭和医院等不同人群的心理咨询与治疗中,但不适合于无领悟能力者及对此法有偏见者。

（二）贝克的认知疗法

贝克认知疗法由贝克在研究抑郁症治疗的临床实践中逐步创建。贝克认为,认知产生了情绪及行为,异常的认知产生了异常的情绪及行为。贝克认知疗法主要目标是协助当事人克服认知的盲点、模糊的知觉、自我欺骗、不正确的判断,及改变其认知中对现实的直接扭曲或不合逻辑的思考方式。

贝克认知疗法的基本技术包括: 识别负性自动想法、识别认知错误、真实性检验、去注意、监察焦虑水平。

贝克认知疗法对轻至中度的抑郁症及非精神病性抑郁最为有效,躯体疾病或生理功能障碍伴发的抑郁状态也有较好的疗效,内因性抑郁或精神病性抑郁需配合药物治疗。其他如广泛性焦虑症、惊恐障碍、恐怖性强迫症、酒瘾、药物成瘾等心理障碍以及偏头痛、慢性疼痛等心身疾病也有较好疗效。

五、心理治疗的其他方法

（一）生物反馈疗法

生物反馈疗法是个体运用生物反馈技术,控制和调节不正常的生理反应,以达到调整机体功能和防病治病目的的心理疗法。生物反馈疗法是一种通过内脏学习来改变自己不当生理反应的认知行为疗法。

目前临床应用的生物反馈种类有肌电反馈、皮肤电反馈、心率和血压反馈、皮肤温度反馈、括约肌张力反馈、脑电反馈。生物反馈仪所提供的反馈信息可分为特异性信息和非特异性信息两种。在治疗过程中应尽量寻找特异性信息变量,但由于现有的生物反馈仪不能囊括所有生理活动,找不到特异性信息变量时,可采用非特异性信息变量。要选择适合进行生物反馈训练的病人,并设置一个安静、舒适的良好训练环境。

生物反馈训练在指导语的引导下进行,同时采用一些放松训练。每次训练之前先测出并记录病人的肌电基准水平值,以便参考和作疗效观察的依据。生物反馈放松训练一个疗程一般需要 4~8 周,每周 2 次,每次 20~30min。

生物反馈疗法适用于内科、外科、妇科、儿科、精神科、神经科等临床科室的多种与紧张应激有关的心身疾病。此外,还可用于生活应激和心理训练。

（二）催眠疗法

催眠疗法是治疗者用一定的催眠技术使病人进入催眠状态，并用积极的暗示调控病人的心身状态，以治愈躯体疾病或心理疾病的一种心理治疗方法。

催眠是一个极其复杂的现象，精神分析理论认为催眠是一种精神倒退的表现，是病人将过去经历的体验中所产生的心理矛盾向治疗者投射，从而出现对治疗者的移情；生理心理学理论认为催眠是脑的选择性抑制，类似睡眠，给予一个单调重复的刺激，会在大脑皮质产生神经性抑制；人际关系理论认为在催眠状态下，病人放弃了自主性，感到对治疗者的指令有一种遵照履行的责任感。

催眠时首先要充分掌握病人的背景材料，选择合适的环境避免干扰，进行暗示敏感性测定，最后进行催眠诱导。催眠诱导的方法有言语暗示加视觉刺激、言语暗示加听觉刺激、言语暗示加皮肤刺激、言语暗示加药物暗示。

催眠疗法主要应用于治疗神经症和某些心身疾病，消除某些心身障碍和顽固性不良习惯效果更好。

（三）森田疗法

森田疗法是日本森田正马教授创立的、具有东方文化背景的、以治疗神经症为特点的心理治疗方法。森田疗法的治疗原理就是通过"顺其自然，为所当为"。

针对症状比较轻、对日常生活影响不大的人，可以让他们读森田疗法的书或接受门诊治疗。针对症状比较重、影响到日常生活正常进行者，要接受住院治疗，住院治疗一般分为四期：绝对卧床期、轻工作期、重工作期、社会实践期。要顺利完成上述治疗，稳定的医患关系是很重要的。

森田疗法适用的年龄为 15~40 岁，可用来治疗强迫思维、疑病症、焦虑神经症和自主神经功能紊乱，抑郁神经症可合用药物治疗。此外，对治疗强迫行为、心理问题的躯体化也有效。

（四）团体心理治疗

团体心理治疗是指由经过专业训练并具有团体心理治疗资质的治疗师，有目的性地把有心理障碍（精神或情绪问题）或人格改变的人组成一个团体而进行的一种心理治疗方法。

在团体心理治疗中，团体的情感支持、群体的相互学习、群体的正性体验及重复与矫正"原本家庭经验"及情感，可起到各自的治疗作用，这一点是其他疗法无法比拟的。

团体心理治疗前准备阶段要选择适宜的团体治疗对象、成员的构成要合理、进行准备性会谈、选择合适的场所并制订规范。初始阶段的主要任务是让每个成员对彼此的情况有所了解，努力促使大家形成适合团体治疗发展的关系和气氛，同时使他们对团体的结构和性质有一定的认识。发展阶段是整个团体治疗的重心，是具有较强的理论指导性的阶段，因为通过团体在这一阶段的工作方式，容易看出治疗师所持有的理论倾向。团体的重心开始转移，成员内部、成员与治疗师之间开始出现各种冲突，冲突也意味着治疗性改变的开始。治疗终期阶段是一个重要又常被忽视的阶段。治疗的终期不是治疗的结束，通过总结式的讨论，强化病人在治疗中所获得的积极的团体经验，并帮助他们在治疗结束后能够更好地适应现实生活。

具有共同问题的住院和门诊精神病病人、儿童及其家长、青年人、老年人、烟瘾和酒瘾者等特殊人群均可以接受不同种类的团体心理治疗。通过团体心理治疗还可以解决支气管哮喘、溃疡病、糖尿病、心血管病等疾病病人及其家属存在的许多共同心理行为问题。

重点和难点解析

本章重点：心理治疗的概念、治疗过程和一般原则。

本章难点：各种心理治疗的技术方法。

经典精神分析疗法主张用精神分析方法来发掘病人被压抑到潜意识内的心理矛盾以治愈病人。行为治疗主要通过对个体进行训练，达到矫正适应性不良行为的一类心理治疗方法和技术。以人为中心疗法的治疗过程就是让来访者处于治疗的中心地位，依靠调动来访者的自身潜力来治愈疾病。认知疗法试图通过帮助病人摆脱消极观念，转而接受积极思想，从而保持心身健康，达到治疗的目的。

习　题

A1 型题

1. 下列**不符合**对心理治疗描述的是
   A. 治疗者必须具备一定的心理学的理论和技术
   B. 建立良好的医患关系，这是心理治疗成功的保障
   C. 心理治疗要按一定的程序进行
   D. 任何人都可以接受心理治疗
   E. 治疗的目的是改善病人的心理功能

2. 下列**不属于**心理咨询与心理治疗区别的是
   A. 工作任务不同　　　　　　　　　B. 工作时间长短不同
   C. 对象和情境不同　　　　　　　　D. 身份和工作方式不同
   E. 解决问题的性质和内容不同

3. 与病人共同制订治疗目标，选择与病人心理问题相匹配的心理治疗方法并实施，这属于心理治疗过程的哪一阶段
   A. 心理治疗初期　　　　　　　　　B. 心理治疗中期
   C. 心理治疗中后期　　　　　　　　D. 心理治疗结束期
   E. 心理治疗反馈期

4. 为保证材料的真实，保证病人得到正确及时的指导，同时也为了维护心理治疗本身的声誉和权威性，心理治疗要坚持
   A. 信任原则　　　　　　　　　　　B. 中立原则
   C. 回避原则　　　　　　　　　　　D. 保密原则
   E. 针对性原则

5. 良好和谐的医患关系是心理治疗的一个重要的前提条件，这说明了心理治疗的原则是
   A. 信任原则　　　　　　　　　　　B. 真诚原则
   C. 中立原则　　　　　　　　　　　D. 保密原则
   E. 针对性原则

6. 心理治疗的最终目标是帮助病人自我完善与成长。因此,在心理治疗的过程中,治疗者要始终坚持的原则是

  A. 信任原则　　　　　　　　　　　B. 真诚原则

  C. 中立原则　　　　　　　　　　　D. 保密原则

  E. 针对性原则

7. 心理治疗师为其好朋友做心理治疗,该行为**违反**了下列哪项原则

  A. 信任原则　　　　　　　　　　　B. 中立原则

  C. 针对性原则　　　　　　　　　　D. 保密原则

  E. 回避原则

8. 每当病人出现所期望的心理与目标行为,或者在一种符合要求的良好行为之后,采取奖励办法立刻强化,以增强此种行为出现的频率,这种疗法是

  A. 精神分析疗法　　　　　　　　　B. 以人为中心疗法

  C. 认知疗法　　　　　　　　　　　D. 正强化法

  E. 催眠疗法

9. 让病人面对能使其产生强烈焦虑情绪的环境或事物,并保持一段时间,不允许病人逃避,焦虑情绪便逐渐由开始出现、达到高峰、进而下降,最终被消除,从而达到治疗的目的,这种疗法是

  A. 暴露疗法　　　　　　　　　　　B. 系统脱敏疗法

  C. 认知疗法　　　　　　　　　　　D. 生物反馈疗法

  E. 催眠疗法

10. 以人为中心疗法对来访者**不主张**

  A. 无条件积极尊重与接纳　　　　　B. 真诚、和谐

  C. 教育、指导和训练　　　　　　　D. 移情

  E. 促进来访者成长

A2 型题

11. 在为一名强迫症病人的治疗中,医生鼓励病人回忆从童年起所遭受的精神创伤与挫折,帮助他重新认识、建立起现实性的健康心理。这种技术是

  A. 梦的分析　　　　　　　　　　　B. 移情

  C. 自由联想　　　　　　　　　　　D. 系统脱敏

  E. 自我调节

12. 一位抑郁症病人入院后,医生让他每天除了吃饭、排便外,禁止一切活动,过一段时间后再从事很轻的活动,然后再进行稍重一些的活动。这种疗法是

  A. 森田疗法　　　　　　　　　　　B. 以人为中心疗法

  C. 精神分析疗法　　　　　　　　　D. 行为疗法

  E. 认知疗法

13. 某女害怕单独到超市和一些大型商场购物,每当进入这些场所,就会感到胸闷、出冷汗,所以一直回避进入这些场所。医生详细地了解了病人焦虑的场合和回避的程度,制订了一张等级表进行分级暴露。这种疗法是

  A. 森田疗法　　　　　　　　　　　B. 系统脱敏疗法

  C. 精神分析疗法　　　　　　　　　D. 暴露疗法

E. 认知疗法

14. 某男由于长期吸烟对身体造成严重影响,屡次戒烟均失败,内心痛苦。医生在他每次吸烟后,应用某种引起恶心、呕吐的药物,反复几次,该男子就再不想吸烟了。这种疗法是

    A. 系统脱敏疗法　　　　　　　　B. 厌恶疗法

    C. 生物反馈疗法　　　　　　　　D. 以人为中心疗法

    E. 放松训练法

A3 型题

(15~17 题共用题干)

某男,24 岁,一直认为自己各方面都不如别人,别人都看不起他。医生问:"是否你的知识面还比不过小学生?"答:"不是。"问:"那你所说的任何人都比你强是否是真的?"

15. 从这段对话中可以看出医生采用的治疗方法是

    A. 精神分析疗法　　　　　　　　B. 行为疗法

    C. 贝克认知疗法　　　　　　　　D. 以人为中心疗法

    E. 理性情绪疗法

16. 这种治疗方法的理论基础是

    A. ABC 理论　　　　　　　　　　B. 行为理论

    C. 认识理论　　　　　　　　　　D. 精神分析理论

    E. 森田理论

17. 这一心理治疗方法的创始人是

    A. 塞里　　　　　　　　　　　　B. 艾里斯

    C. 弗洛伊德　　　　　　　　　　D. 罗杰斯

    E. 贝克

A4 型题

(18~20 题共用题干)

一位中年妇女,在公共汽车上突然感到胸闷、心慌、心跳加速、出冷汗,十分难受。她到附近医院就诊,经检查没有发现异常。从此她再也不敢乘公共汽车,认为只要乘公共汽车就会出现身体不适,害怕突然发病来不及抢救而丧命。

18. 这位女性的认知错误属于

    A. 非黑即白　　　　　　　　　　B. 以偏概全

    C. 夸大、缩小　　　　　　　　　D. 主观臆断

    E. 过度引申

19. 帮助病人识别认知错误是哪一心理治疗方法的基本技术

    A. 精神分析疗法　　　　　　　　B. 行为疗法

    C. 以人为中心疗法　　　　　　　D. 贝克认知疗法

    E. 理性情绪疗法

20. 该心理治疗方法对下列哪种疾病最有效

    A. 轻至中度的抑郁症及非精神病性抑郁　　B. 强迫症

    C. 内因性抑郁或精神病性抑郁　　D. 惊恐障碍

    E. 成瘾行为

(李巍巍)

第九章　心理危机干预

内容要点

第一节　概　述

一、危机

危机是指超越个体或者群体承受力的事件或境遇,以个体精神结构为媒介,最终导致个体处于心理失衡状态。换句话说,危机是指个体运用通常应对应激的方式或机制仍不能应对目前所遇到的外界或内部应激时所表现出一种偏离常态的反应。

(一)危机的种类

根据不同的分类标准,危机有很多种。

1. 鲍德温危机分类系统　鲍德温提出的分类系统更有利于危机的评估和干预。将危机分为:倾向性危机、过渡期危机、创伤性危机、发育性危机、精神病理危机和精神科急症。

2. 布拉默危机分类　布拉默从实用的角度出发,将危机区分为:发展性危机、境遇性危机和存在性危机。

(二)危机的特征

危机时时、处处都可能伴随我们。危机具有:双重性、复杂性、动力性、多样性、必然性、普遍性与特殊性。危机可以成为我们成长的催化剂,但也可以使一个人的心理彻底崩溃。所以认识危机的两面性,即危机的特征有助于我们对于危机的理解和认识。

(三)危机反应

通常来说,不同种类的危机性事件所致的个体反应是不同的。

1. 创伤性事件所致的危机反应　当个体遭遇创伤性事件时,更多地表现出人的生物属性,个体活动的目的只是为了帮助个体及其亲人活下来,因此也称"幸存反应"。与所受的教育、个体是个什么样的人无关,也无需作道德上、价值上的评价。

2. 非创伤性事件所致的危机反应　包括情绪问题、各种各样危害自身和他人生命和财产安全的行为。

(四)危机的分期

1. 危机前期　人处于平衡状态,能够应付日常生活中的应激事件。

2. 冲击期或休克期　高强度生活事件发生后几小时,表现为不能合理思考,焦虑、惊恐,个别人出现意识不清。

3. 危机期或防御退缩期　冲击后的表现持续下来,表现为不能解决面临的困难、退缩,或否认问题的存在,或合理化,或不适当投射。

4. 解决期或适应期　用积极的办法接受现实,成功地解决问题,焦虑减轻,自我评价上升,社会功能恢复。

5. 危机后期　有效地应付和渡过危机,获得经验和成长。

（五）危机的结局

个体对危机的反应形式和结局各不相同,归纳起来不外乎以下几种:

1. 个体能够有效地应对并顺利地渡过危机,从中获得经验,学会处理和应对危机的方法和策略,发展和完善了自我,对个体产生积极的影响,心理健康水平提高。

2. 个体虽然能够渡过危机,但并没有真正将危机造成的影响解决好,留下了心理创伤,产生认知、行为、人格问题等,对今后的社会适应能力产生不良影响,在一定条件下可能再次发生。

3. 在危机开始时心理就已经崩溃,经不起强烈的心理创伤而出现自杀行为。

4. 未能顺利渡过危机而出现各种各样的心理障碍,如果不及时提供有效的干预和支持可能出现自伤、自杀、伤人等严重后果。

二、危机干预

（一）危机干预的概念

危机干预就是对处于心理危机状态的个体进行简短而有效的关怀和帮助,使他们顺利地渡过心理危机,恢复正常的生理和心理状态,达到原有的社会功能水平。危机干预本质上属于支持性心理治疗的范畴,是紧急的、短程的、简便有效的、经济实用的心理治疗,以问题解决为中心。危机干预的时机以急性期最为适宜,干预过程包括通过倾听和关怀弄清问题实质,鼓励个体发挥自己的潜能,信心重建,积极应对和处理面临的问题,恢复心理平衡。

（二）危机干预的目的

1. 帮助处于危机状态的个体缓解不良情绪,减轻情感压力。

2. 改变处于危机状态的个体对危机事件的认知态度和应对方式。

3. 帮助处于危机状态的个体充分利用社会和环境资源,加强社会支持系统的作用。

4. 帮助处于危机状态的个体获得或加强自主控制生活的能力,建立自信和正确的自我评价,顺利地渡过危机,使问题得到解决。

5. 预防发生更严重和持久的心理创伤,防止出现过激行为,恢复正常的心理状态,使其更加成熟。

（三）危机干预的适应人群

危机干预的适应人群范围较广,存在心理危机的人大多需要危机干预,上述"危机的结局"内容中除了第一种之外,其他均需要进行危机干预。经历如下危机的个体更需要危机干预。

1. 由某种特定应激性生活事件导致的处于心理失衡状态的个体。

2. 存在严重的、急性焦虑、抑郁、恐惧等负性情绪的个体。

3. 存在自杀危险的个体。

4. 近期丧失解决问题能力的个体。

5. 求治动机明确,具有潜在能力改善的个体。

6. 适应不良的个体。

（四）危机干预的基本原则

1. 迅速确定危机干预的个体或群体和需要干预的问题,以解决目前的问题为主,兼顾预防其他问题。

2. 危机干预个体或群体确定后,立即采取有效措施。

3. 危机干预必须有危机个体的家人共同参加。

4. 重点鼓励个体建立自信。避免产生依赖心理,干预过程中应把危机作为心理问题而不是作为疾病来对待和处理。

5. 注意干预的针对性和系统性。不同的个体或人群情况不同、阅历不同、性别和年龄不同,均需要不同的干预方案和策略,应有针对性和选择性。一旦干预个体和干预方案确定,要系统地按计划进行。

6. 注意语言艺术,采用温和的、干预个体易于接受的、通俗的语言进行交流。

7. 保密原则,即被干预个体的各种信息、隐私等必须保密。

（五）危机干预的形式

1. 面对面危机干预。

2. 电话危机干预。

3. 信函指导危机干预。

4. 网络危机干预。

第二节 危机理论和危机干预的基本模式、心理机制

一、危机理论

没有任何一个单一的理论或学派能够包括每一个人类危机的观点、模式和危机干预系统,亚诺希克提出的危机理论概念有三个不同的层次:基本危机理论、扩展危机理论和应用危机理论。詹姆斯对危机和危机干预相关的理论进行了简短的概述,包括亚诺希克的三种危机理论和新兴生态系统理论。

（一）基本危机理论

基本危机理论由林德曼和卡普兰等创立,对理解因亲人死亡所导致的悲哀性危机作出了实质性的贡献。

基本危机理论认为应激和创伤的紧急状况两者本身都不构成危机。只有在主观上认为创伤性事件威胁到需要的满足、安全和有意义的存在时,个体才会进入应激状态。危机既会伴随暂时的不平衡,也有成长的契机;危机的解决可能会导致积极的和建设性的结果。

（二）扩展危机理论

扩展危机理论继承了林德曼等的基本危机理论,同时也吸取了一些其他较为先进的理论成分,如心理分析理论、系统理论、适应理论和人际关系理论等的基础上形成的。

（三）应用危机理论

危机理论的应用需要有一个灵活的态度,每一个人和每一次危机都是不同的。因此,危机干预工作者必须将每一个人和造成危机的每一个事件都看作是独特的。布拉默应用危机理论

将危机分为正常发展性危机、境遇性危机和存在性危机。詹姆斯从生态理论的视角提出了生态危机。

（四）生态系统理论

危机干预的生态系统理论认为,危机是整体生态系统之中的一部分,灾难性事件能够影响和改变整个生态结构,仅仅处理危机幸存者的情绪创伤是不够的。因为灾难会造成整个生态组成系统的持久性损害,需要大量有经验的各种人类服务与环境科学专家组成快速反应小队,以恢复稳定和与环境之间的平衡。

二、危机干预的基本模式

目前常用的危机干预模式是由贝尔金等提出的三种基本的危机干预模式。

1. 平衡模式。
2. 认知模式。
3. 心理社会转变模式。

三、危机干预的心理机制

1. 危机产生的认知过程。
2. 危机的应激状态。
3. 危机中的应对策略。
4. 危机与成长。

第三节　危机干预的过程和干预技术

一、危机干预的过程

（一）危机干预的阶段

1. 危机评估阶段。
2. 制订危机干预计划阶段。
3. 治疗性干预阶段。
4. 危机的解决和随访阶段。

（二）危机干预的步骤

危机具有普遍性和特殊性,危机干预也具有普遍性和特殊性,大体方法步骤基本相似,对每个人的干预一定各有不同。推崇注重实效和以环境为基础,不提倡方法学的生搬硬套。

1. 确定问题。
2. 保证个体安全。
3. 给予支持。
4. 提出并验证可变通的应对方式。
5. 制订计划。
6. 得到承诺。

二、心理危机干预技术

（一）良好的沟通技术和建立治疗关系的技术

危机干预者必须具备良好的沟通技术，通过沟通与个体建立良好的、互相信任的人际关系，为危机干预奠定良好的基础。鼓励个体用语言表达内心的感受，指导适当的情绪宣泄途径，以减轻焦虑。

（二）支持技术

主要给危机个体以精神支持，帮助危机个体解决情感危机，使情绪得以稳定。同时给予同情、解释、保证、指导、说服等。

（三）解决问题技术

危机干预的目标之一就是提高危机个体的适应水平，掌握应对困难和挫折的一般方法。向危机个体解释危机后的情感反应是正常的，强化焦虑、恐惧等情绪的合理性。不对危机个体做不切实际的保证。强调危机个体自身对其行为和决定所负有的责任；危机个体对危机的认知会影响其应对方式，帮助危机个体客观、理智地面对现实，纠正歪曲的、不合理的认知，采取积极的适当的应对策略和方法。

（四）具体技术

1. 危机事件集体减压技术。
2. 着陆技术。
3. 保险箱技术。
4. 安全岛技术。
5. 遥控器技术。
6. 眼动脱敏和再加工技术。

重点和难点解析

本章重点：掌握危机的评估内容及方法；危机干预的基本过程及步骤；心理危机干预技术。

本章难点：如何正确地理解危机干预理论以及危机产生的心理机制，并能将危机相关理论运用于理解危机干预的模式；以及将相关知识运用到对危机当事人的心理干预上。

习 题

A1 型题

1. 由较强大的、突如其来的、出人意料的事件引起的危机，如地震、亲人突然亡故等属于
   A. 倾向性危机   B. 过渡期危机
   C. 创伤性危机   D. 发育性危机
   E. 精神病理危机

2. 下列哪项属于布拉默提出的危机理论中的危机种类
   A. 倾向性危机   B. 过渡期危机
   C. 创伤性危机   D. 发育性危机

  E. 境遇性危机

 3. 下列危机干预的阶段正确的顺序是

  A. 危机评估阶段、制订危机干预计划阶段、治疗性干预阶段、危机的解决和随访阶段

  B. 危机的解决和随访阶段、治疗性干预阶段、制订危机干预计划阶段、危机评估阶段

  C. 制订危机干预计划阶段、危机评估阶段、治疗性干预阶段、危机的解决和随访阶段

  D. 治疗性干预阶段、危机评估阶段、制订危机干预计划阶段、危机的解决和随访阶段

  E. 危机的解决和随访阶段、制订危机干预计划阶段、危机评估阶段、治疗性干预阶段

 4. 下列属于心理危机干预具体技术中,最完整的一项是

  A. 危机事件集体减压技术

  B. 危机事件集体减压技术、着陆技术

  C. 危机事件集体减压技术、着陆技术、保险箱技术

  D. 危机事件集体减压技术、着陆技术、保险箱技术、安全岛技术

  E. 危机事件集体减压技术、着陆技术、保险箱技术、安全岛技术、遥控器技术、眼动脱敏和再加工技术

 5. 高强度生活事件发生后几小时,表现为不能合理思考,焦虑、惊恐,个别人出现意识不清,属于心理危机的哪个分期

  A. 危机前期   B. 冲击期或休克期

  C. 危机期或防御退缩期   D. 解决期或适应期

  E. 危机后期

 6. 心理危机干预队伍在接到干预指令后要于(　　)内到达指定区域开展心理应急干预工作

  A. 8h   B. 12h

  C. 1d 内   D. 2d 内

  E. 规定时间

 7. 危机干预的基本模式为

  A. 平衡模式、实验模式、认知模式

  B. 实验模式、认知模式、心理社会转变模式

  C. 平衡模式、实验模式、情景模式

  D. 平衡模式、认知模式、心理社会转变模式

  E. 认知模式、心理社会转变模式、实验模式

A2 型题

 8. 张某 66 岁,丈夫葛某 67 岁。他们的儿子于 2012 年 5 月出差期间突然暴病去世,夫妇俩至今不能接受儿子已经离世的事实。他们对 3 岁的孙子说:爸爸到国外去了,要过好长时间才能回来。他们特意搬了家,不让邻居知道失去儿子的情况。夫妇俩经常到儿子墓地,久久不愿回家。面对张某这种情况,援助者应该怎么做

  A. 要注意首次接触,寻求被接纳,必要时候多陪伴老人

  B. 要急求解决问题速度,尽快介入沉痛期

  C. 直接告诫张某人死不能复生不要难过了

  D. 改正张某的不正确认知,告诉她不应该欺骗孩子

  E. 拿更惨痛的案例来激励她从痛苦中走出来

9. 小李 2006 年高考失利,这个现实令她难以接受。她觉得对不起父母和老师,整天把自己关在小房间里发呆,茶饭不思,偶尔也闪现过离开这个世界的念头。以下说法正确的是

    A. 小李出现的心理危机属于意外性的

    B. 依靠社会支持系统的帮助以及求助于心理咨询师

    C. 心理咨询师要依据自己的想法告诉小李要复读

    D. 直接采用物理疗法,如多参数监测下无抽搐电休克治疗(MECT)等

    E. 告诉小李不要太过于在乎别人的看法

10. 张某,男,19 岁,高职二年级学生,来自一个工人家庭。父母对子女的行为约束较严,但在求学问题上对子女没有太多要求。张某性格内向,没有好朋友,不善于与人打交道,与父母的交流也甚少,最近与外校的女朋友刚分手,情绪反常。面对张某这种情况,心理咨询过程中应该

    A. 直接逼问张某的家庭状况自身状况并承诺保密

    B. 告诉张某女朋友没了还会有,并不可怕

    C. 先安抚张某的情绪,避免出现极端行为,然后再进行询问

    D. 完善学校心理危机防御和干预体系

    E. 建立健全信息沟通网络

A3 题型

小梁,大一学生,因高考失利,特别痛苦。来到现在的大学后,很不喜欢这里的天气和饮食,与宿舍同学相处也不深入,没有知心朋友。暑假期间曾经回高中学校复读过几天,但压力太大就放弃了。有时复读的想法特别强烈,无法集中注意力学习、厌学,持续二十多天。

11. 上面案例中小梁的心理问题是

    A. 一般心理问题   B. 严重心理问题

    C. 神经症   D. 精神病

    E. 强迫症

12. 适宜于小梁的危机干预技术是

    A. 危机事件集体减压技术   B. 着陆技术

    C. 保险箱技术   D. 厌恶疗法

    E. 遥控器技术

A4 题型

(13~14 题共用题干)

小方,女,大学三年级学生。三个月前,小方男友提出了分手。失恋给小方带来强烈的负面情绪困扰,并对自己产生全面的否定。小方总是给男友打电话,甚至曾割腕相威胁,失眠,入睡困难,焦虑不安,急于解决问题。

13. 上面案例中小方的心理问题是

    A. 一般心理问题   B. 严重心理问题

    C. 神经症   D. 精神病

    E. 强迫症

14. 上面案例中,小方的心理问题是因情感问题产生的不良情绪反应,对小方进行心理危机干预的正确认识是

    A. 心理危机干预就是言语劝说

B. 心理危机已经发生一段时间了,干预没有价值

C. 失恋后出现各种反应是正常的

D. 他人的介入和帮助对当事人渡过危机是十分重要的

E. 心理干预一定能解决问题

（15~16 题共用题干）

王先生,28 岁,在 2008 年的汶川地震中失去了母亲。看见从废墟中救出的母亲遗体,失声痛哭,继而出现表情麻木、呆坐不语、失眠,不知料理母亲后事。

15. 王先生发生的危机是

  A. 生态危机   B. 存在性危机

  C. 创伤性危机   D. 精神病理危机

  E. 环境危机

16. 危机干预人员恰当的措施是

  A. 使用"着陆"技术   B. 防止王先生自杀

  C. 告知干预计划   D. 说服王先生配合治疗

  E. 陪伴在王先生身边,理解他的反应

（17~19 题共用题干）

小张相恋 2 年的男友近期提出分手,小张痛苦不堪,无法自拔,一再自责,3d 不进饮食,一闭眼就看到男友的身影在眼前晃动,无法入睡。

17. 按照鲍德温危机分类系统,小张面临的危机是

  A. 倾向性危机   B. 过渡性危机

  C. 失恋性危机   D. 发育性危机

  E. 外部危机

18. 对小张的危机评估正确的是

  A. 使用 SAS、SDS 评估情绪 B. 使用 EPQ 评估性格

  C. 使用 TAF 评估情绪、认知和行为 D. 使用 LES 评估负性事件

  E. 评估精神状况

19. 对小张恰当的干预措施是

  A. 紧急事件应激晤谈   B. 使用着陆技术

  C. 使用安全岛技术   D. 帮助小张联系其男友

  E. 给小张尽快介绍一个男友

（马　俊）

第十章　病人心理

内容要点

第一节　疾病行为与病人角色

一、基本概念

（一）病感与疾病

病感是指个体能够感到有病或不适的主观体验,常常无法直接验证,但影响其心身状态,使感觉不舒服或某种痛苦,伴有不同程度的生理、心理、社会功能的失调,并由此产生求医行为。病感可能是由疾病对身体的刺激引起的疼痛、虚弱等躯体反应,也可以是受心理、社会、环境等多种因素影响,导致病感个体有疼痛、失眠、食欲缺乏,以及焦虑、抑郁、愤怒等情绪体验。

疾病是指个体由于致病因素的侵袭,正常的生理、心理活动偏离常态,机体系统的功能协调有序性被破坏,社会适应性受损。疾病是致病因素对机体的侵害和机体与之对抗的相互斗争的过程,结果可能是疾病痊愈或残疾,甚至个体死亡。导致疾病的因素可分为三种:①外界环境中的致病因素;②心理社会因素;③机体内在致病因素。

在临床诊疗工作中,医务人员既要重视病感与疾病之间存在的差异,提高对各种病感的诊断水平,尽力避免漏诊误诊;同时,也要尊重病人的病感,并给予心理层面的诊断、评估与治疗,因为没有确切躯体器质性损害证据的病感很可能是内在精神痛苦的躯体化表达,其中包括对自身身体状况过分敏感、过分关注者也要给予积极心理疏导,使之对自己的状况能正确认识。

（二）病人

病人有狭义和广义之分。狭义的病人单指患有各种躯体疾病、心身疾病或心理障碍、神经精神疾病等的人,不论其求医与否,均统称病人;也包括那些只有病感,但在临床上未发现躯体病理改变的人。广义的病人是指接受医疗卫生服务的所有对象,包括完全健康的人,如医疗美容求助者。广义的病人概念是在生物 - 心理 - 社会医学模式指导下,人们对健康与疾病有了全新的认识后产生的。

二、病人角色

每个人在社会上都同时扮演着多种角色,社会心理学理论认为,一个人就是其所扮演的各种社会角色的总和。当一个人被确诊患有某种疾病后，就又获得了另外一个角色——病人角色。病人角色，又称病人身份，这一概念是由帕森兹提出的，是指患病个体在患病状态的同时有寻求医疗帮助的需要和行为，在患病、治疗和康复的过程，病人与家庭、社会及医务工作者之间产生的社会角色。

（一）病人角色的特点

1. 社会角色退化。
2. 自控能力下降。
3. 求助愿望强烈。
4. 合作意愿增强。
5. 康复后有承担病前社会责任的义务。

（二）病人角色适应困难

个体患病后，一般情况下，在病情的演变和治疗过程中，病人会慢慢地适应病人角色，称之为角色适应。但在现实生活中，并非每个病人都按病人角色行事，而是在治疗和康复过程中存在角色适应问题。他们可能表现为由以往的社会角色进入病人角色时发生困难，或者在康复时由病人角色转变为健康人角色发生困难，这些表现统称为病人角色适应困难。常见的表现类型有：①病人角色冲突；②病人角色强化；③病人角色缺如；④病人角色减退；⑤病人角色恐惧；⑥病人角色隐瞒；⑦病人角色假冒。

三、求医行为与遵医行为

人们在摆脱或适应疾病、恢复健康的过程中，会产生一系列与诊治疾病相关的行为，求医行为和遵医行为是这些行为中最主要的行为。

（一）求医行为

求医行为是指人得知自己处于疾病状态或产生病感后寻求医疗帮助的行为，是人类进行对抗疾病和保持身体健康的一种重要行为。

1. 求医行为的类型 求医行为可能是病人本身，也可能是他人或社会做出的决定，可分为三种类型：①主动求医行为；②被动求医行为；③强制求医行为。

2. 求医行为的影响因素 求医行为是一种复杂的社会行为，受到诸多因素影响，大致可概括为以下几个方面：①对疾病症状的觉察、认识和判断水平；②社会经济地位；③文化教育程度；④求医动机；⑤就医条件；⑥求医经历；⑦社会支持；⑧心理因素。

影响求医行为的因素并非单一的、绝对的，而是多种因素的综合作用。医务工作者应努力做好卫生宣教，增强人们的健康意识，激发正确的求医动机，促使病人实施恰当的求医行为。

（二）遵医行为

遵医行为又叫治疗依从性，是指病人遵从医务工作者所开的处方和遵照医嘱进行检查、治疗和预防疾病复发的行为。

第二节 病人的一般心理特点

病人的一般心理指个体患病后所具有的常见心理特征。人患病之后，疾病使其将关注的焦点从社会生活层面更多地转移到自身。因此，只要病人意识清楚，其大脑中就时时刻刻在进行着心理活动,且其心理活动更多地指向自身与疾病。当病人的需要没有被满足或没有被全部满足时,就会导致各种各样的心理冲突,出现各种心理反应。

一、病人的心理需要

个体在进入病人角色后,随角色的变化其心理和行为也发生了相应的变化,产生了新的心理需要。病人的一般心理需要包括以下几点:①心身康复的需要;②安全的需要;③爱与归属的需要;④尊重的需要;⑤患病时自我实现的需要。

二、病人的心理反应

个体患病后,在正常的生活模式和生存状态发生改变的同时,病人心理也受到严重冲击,导致心理和行为发生重大变化,这些变化又对个体的认知、情绪情感、意志、自我评价乃至人格特征等产生严重影响,导致病人出现一些和健康人不同的心理现象,称之为病人的心理反应。

(一)认知方面的改变

认知活动异常是许多疾病本身可以出现的特异性症状,有关内容在相关章节中予以介绍。这里只介绍疾病对病人认知方面的非特异性影响。

1. 病人的感知觉异常

(1)躯体感受性增强。

(2)躯体感受性降低。

(3)时空知觉异常。

(4)幻觉或错觉。

2. 病人的记忆异常 病人会出现不同程度的记忆减退,不但近期记忆出现障碍,而且原有的知识经验也容易忘记。

3. 病人的思维异常 病人出现思维判断能力降低,面临事情时瞻前顾后,犹豫不决;有的病人甚至不愿思考,请医师或其家属代为选择。

(二)情绪反应

病人最为普遍存在的情绪特征是心境不佳,其次是情感脆弱、情绪不稳定,容易激惹,容易接受消极语言的暗示和诱导。在一些疾病早期的病人、危重疾病和迁延不愈的慢性疾病病人中,表现尤为突出。临床常见的情绪问题有焦虑、恐惧、抑郁、愤怒等。

(三)意志的改变

治疗过程是病人以康复为目的而进行的意志活动,在这个过程中病人会产生意志行为的变化,临床主要表现为病人的主动性降低、对他人的依赖性增加,耐受能力和自控能力下降,具体表现为:顺从依赖、主动性减低;敏感多疑、缺乏主见;脆弱、易激惹。

(四)人格的改变

人格尽管具有稳定性,但在某些特殊情况下,如罹患某些疾病时,影响病人的生活质量,甚至生存,就可能引起人格的改变。病人可能易感情用事、情绪不稳定;意志力差,不善于抑制相背于自己治疗目标的愿望、动机与行为。

第三节　病人的心理问题及干预

心理问题的干预是指运用心理学的理论和方法,探索病人的心理活动规律,并通过医患关系和相应的心理干预措施,处理病人在疾病过程中出现的心理问题,改变病人的心理活动状态和行为,使其趋向康复的过程。

临床上,病人患病种类不同,诊治、护理情境有别,再加上所处的环境因素各异,使得不同病程中的病人心理变化也有不同。只有准确把握不同病程、不同种类病人的心理变化才能更好进行干预。

一、门诊病人的心理问题及干预

门诊直接为社会人群提供医疗和保健服务,接受各种疾病类型的病人。门诊病人有广义和狭义之分,广义的门诊病人是指所有到医院或诊所求医而未被收住院的病人,包括急诊病人、门诊留观病人等;狭义的门诊病人则是指按医院或诊所的常规门诊时间前往求医的非急诊病人。

（一）门诊病人的心理特点

病人在不同疾病、不同文化背景、不同角色要求的前提下,可能出现各种与病情相关和不相关的心理问题,门诊病人求助过程中的表现有:①门诊病人停留时间较住院病人要短的多;②病人的病因、病种、预后各有差异;③就诊病人的生理、心理状况、文化习俗、对医疗的希望、需求不同;④门诊病人最关心的问题是自己究竟患了什么病,能否很快治愈,有什么特效药,他们希望明确诊断,得到最佳治疗方案,争取早看完早离开,最好不要住院治疗。根据这些表现,门诊病人的心理问题及特点可归纳为:①焦躁不安,急于就诊;②挑选医师,以求高明;③祈求医师,期待正确诊疗;④紧张不安,诉说杂乱。

（二）门诊病人心理问题的干预

对门诊病人的心理干预应该建立在掌握病人心理反应特点及其一般规律、个体心理需要的独特性等基础上,采取以调整病人的社会角色、调节情绪变化、缓解心理社会压力、帮助病人增强适应及应对能力、处理病人的心身反应等为目标的一系列方法。门诊病人的心理干预应从以下几个方面进行。

1. 门诊病人健康教育　①候诊教育;②接诊教育;③门诊咨询教育;④健康处方。

病人是为求医而来,因而健康教育要伴随医疗活动的全过程。对门诊病人的健康教育应特别注意要因人、因病、因情况实施。门诊有何种疾病的病人,防治宣传的主要内容就应该针对何种疾病展开,对病人最关心的问题,采取简洁、明快的方式进行答复。另外,健康教育内容要精练,形式新颖,具有一定的吸引力。在制订健康教育方案的时候,注意克服将健康教育变成求全求细的系统性教育。

2. 门诊病人的心理干预　①主动热情接待病人;②细心分诊、导诊;③灵活安排就诊;④诊治问题解释要清楚。

二、急诊病人的心理问题及干预

急诊病人大都是起病急、病情重、生命垂危、需要抢救的人,他们会产生特殊的心理反应。

临床常见以下几种急诊情况及其相关心理问题：

1. 意外事件 因意外事件突如其来,毫无预兆,病人发病前缺乏心理准备,难以适应。易表现为紧张恐惧,害怕死亡、害怕残疾、害怕失去功能等;有的病人因突然遭受巨大的躯体和心理创伤,大脑皮层产生超限抑制,出现"情绪休克",主要表现为表情淡漠、呼之不应;还有的病人表现为心理应激障碍,如理智丧失、行为退化、情感幼稚、激惹性增高、依赖性增加等。

2. 急性病发作 此类病人平时大多自认为身体健康,或者仅有轻微症状而忽视,由于急骤发病而表现极度紧张,甚至有濒死感,迫切希望医务工作者采取有效抢救措施,保证其生命安全,使其顺利渡过危险期。

3. 慢性病恶化 病人表现敏感、多疑、易激动,常通过观察医务工作者的言行来猜测自己病情的严重程度。他们希望自己的家属、亲人陪伴,以此来分担精神上的痛苦。

在接诊急诊病人时,医务工作者要快速、热情,高度负责、认真抢救。对于其所患疾病的治疗给予积极肯定,支持、鼓励病人,使病人心身放松、感到安全。医护之间交谈病情或医务工作者向家属交代病情时,避免消极的暗示。在治疗过程中,及时了解病人的心理状况,关心病人,对出现的心理问题及时进行干预。

三、手术病人的心理问题及干预

手术作为临床治疗疾病的重要手段,在治疗疾病的同时也给机体造成了创伤,对病人的心理造成很大影响。实践证明,心理状态良好的病人术后切口愈合理想、康复时间短。因此,对手术病人要采取有效的心理干预措施,使其以最佳的心理状态接受手术治疗,提高手术的安全性,促使病人早日康复。

（一）术前心理反应

由于手术类型的不同及个体之间的差异,不同病人术前的心理反应常存在较大差别,常见的心理反应可概括为:①情绪反应;②自我防御反应;③期望;④心理冲突。

（二）术后心理变化

如果病人术前心理准备较充分,麻醉效果良好,手术获得了成功,那么术后病人会很快进入积极乐观的心理反应期。但是,随着手术切口的逐渐愈合,病人对于不时出现的疼痛与不适感到心烦意乱的同时,开始考虑手术对自己健康、工作、学习和家庭的不利影响,又会进入沮丧、失望、悲观、无助和忧虑的心理反应期。特殊的手术病人,还会出现相应的心理问题,如器官切除术可使病人产生失落感或不完整感,病人可能认为自己是个"废人",产生悲哀、忧愁和自我评价的降低。

（三）手术病人心理问题的干预

1. 心理支持与指导。
2. 行为控制技术。
3. 增强社会支持。

四、恶性肿瘤病人的心理问题及干预

（一）恶性肿瘤病人的心理问题

病人知悉患恶性肿瘤后,心理反应经过四个时期:休克-恐惧期、否认-怀疑期、愤怒-沮丧期、接受-适应期。

（二）恶性肿瘤病人的心理干预

及时有效、有针对性的心理干预,可减轻疼痛、有助管理情绪、纠正错误认知,大大地提高恶性肿瘤病人的生存质量,使 5 年生存率大大地提高。

五、慢性疾病病人的心理问题及干预

慢性病是指病程超过 3 个月、症状相对固定、常常缺乏特效治疗的疾病。病人的最大愿望就是能够早日康复,但鉴于目前医疗水平,很多疾病只能缓解痛苦,控制症状。

（一）慢性疾病病人的心理问题

病人的心理特征主要有以下几个方面:①抑郁心境,消极悲观;②怀疑心理,缺乏治疗信心;③紧张焦虑;④适应病人角色;⑤药物依赖和拒药心理。

（二）慢性疾病病人的心理干预

对慢性疾病病人的治疗应该采用综合治疗方法,除常规的医学治疗外,要对病人已出现或可能出现的心理问题进行干预。针对慢性病人的心理特点,可以采用下列措施进行干预:开展健康教育、提供心理支持、行情绪管理和加强社会适应。

六、临终关怀

临终就是临近死亡,各国学者对临终的时限有不同的见解。一般认为,病人在经过积极治疗后仍无生存希望,直至生命结束之前这段时间称临终阶段。临终病人心理状态极其复杂,美国精神病学家、著名的临终关怀心理学创始人罗斯将临终病人的心理活动变化分为五个时期:否认期、愤怒期、妥协期、抑郁期、接受期。一般来说,临终病人心理活动的五个发展阶段是顺序出现的,但也有的病人并非绝对的前后相随。所以,医务工作者应掌握病人千变万化的心理活动,做到有效的治疗和护理。

各种疾病末期,治疗已经无效,生命即将结束,这时所实施的护理称之为临终关怀。临终关怀是指对生存时间有限（6 个月或更少）的病人进行适当的医院或家庭的医疗及护理,以减轻其疾病症状、延缓疾病发展的医疗护理,这是符合生物 - 心理 - 社会医学模式要求的。临终关怀以提高病人临终阶段的生命质量为宗旨,体现了对人的生命价值的尊重。临终关怀包括医学、心理学、社会学和伦理学等多方面的内容,要求医务工作者用科学的方法、高超精湛的临床治疗和护理手段,最大限度地帮助病人减轻痛苦,提高临终病人的生存质量,保持最佳的心态,直至生命终止。

重点和难点解析

本章重点: 病人概念及病人角色;病人的一般心理特征与干预;恶性肿瘤和慢性疾病、手术病人的心理问题及干预。

本章难点: 临床工作中如何能够识别病人角色和结合需要层次理论理解病人的一般心理需要。

病人在进入病人角色后,随角色的变化,其心理和行为上也发生了相应的变化,产生了新的心理需要。具体的心理需要有心身康复的需要、安全的需要、爱与归属的需要、尊重的需要、患病时自我实现的需要,以按照心理需要层次理论进行理解。患病个体在进入病人角色时有社会角色退化、自控能力下降、求助愿望强烈、合作意愿增强、恢复后有承担病前的社会责任和

义务等特点。可表现出病人角色冲突、病人角色强化、病人角色缺如、病人角色减退、病人角色恐惧、病人角色隐瞒、病人角色假冒等。

习 题

A1 型题

1. 对于病人来说,最重要的、最优先的需要常常是
   A. 生理的需要   B. 爱和归属的需要
   C. 安全的需要   D. 尊重的需要
   E. 自我实现的需要

2. 门诊病人的心理特点是
   A. 焦躁不安,急于就诊   B. 挑选医师,以求高明
   C. 祈求医师,期待正确诊疗   D. 紧张不安,诉说杂乱
   E. 以上都是

3. 婴幼儿患病住院后最突出的心理反应是
   A. 分离性焦虑   B. 思念亲人
   C. 恐惧   D. 皮肤饥饿
   E. 行为异常

4. 急危重症病人初入院的 1~2d,最典型的心理特点是
   A. 焦虑、恐惧   B. 否认
   C. 孤独、愤怒   D. 依赖
   E. 自我形象紊乱

5. 手术病人最常见的心理反应是
   A. 过度依赖   B. 抑郁情绪
   C. 焦虑与恐惧   D. 悲伤
   E. 以上都不是

6. 病人中最常见的情绪反应是
   A. 抑郁   B. 愤怒
   C. 焦虑和恐惧   D. 敌意
   E. 自怜

7. 病人求医过程中,引起愤怒反应最常见的因素是
   A. 医院环境不好   B. 医疗负担过重
   C. 疾病无法治愈   D. 病人期望过高,无法实现目标
   E. 医患之间产生冲突

8. 影响病人对症状评价的心理社会因素,以下哪项准确
   A. A 型行为者容易重视自己的症状   B. 外向的人容易重视自己的症状
   C. 高度专注的人容易重视自己的症状   D. 焦虑的人容易重视自己的症状
   E. 处于激情状态的人容易重视自己的症状

9. 临终病人心理状态极其复杂,美国精神病学家、著名的临终关怀心理学创始人罗斯将临终病人的心理活动变化分为五个时期,其中正确的出现顺序为

A. 妥协期—愤怒期—否认期—抑郁期—接受期

B. 否认期—愤怒期—妥协期—抑郁期—接受期

C. 愤怒期—否认期—抑郁期—接受期—妥协期

D. 抑郁期—否认期—愤怒期—妥协期—接受期

E. 妥协期—接受期—愤怒期—否认期—抑郁期

10. 残疾者的心理行为问题包括

A. 焦虑、恐惧   B. 自卑、抑郁

C. 依赖、退化   D. 忧虑、期盼

E. 以上都是

11. 恶性肿瘤病人知悉患恶性肿瘤后,心理反应经过四个时期为

A. 休克 - 恐惧期、否认 - 怀疑期、愤怒 - 沮丧期、接受 - 适应期

B. 休克 - 恐惧期、否认 - 怀疑期、接受 - 适应期、愤怒 - 沮丧期

C. 休克 - 恐惧期、愤怒 - 沮丧期、否认 - 怀疑期、接受 - 适应期

D. 否认 - 怀疑期、愤怒 - 沮丧期、休克 - 恐惧期、接受 - 适应期

E. 接受 - 适应期、愤怒 - 沮丧期、否认 - 怀疑期、休克 - 恐惧期

12. 手术病人术前最常见的心理反应是

A. 担忧、焦虑   B. 抑郁、无望

C. 敌对   D. 愤怒

E. 过度依赖

13. 病人最常见、最重要的心理变化是

A. 人格变化   B. 意志变化

C. 情绪变化   D. 认知功能变化

E. 以上都不是

14. 据有关资料统计,在医院门诊中,有(   )的病人发病原因与心理因素有关

A. 10%   B. 20%

C. 30%   D. 50%

E. 60%

A2 型题

15. 某胃癌病人即将进行手术,术前除了一系列躯体准备外,他还采用了肌肉松弛法进行心理准备。这种肌肉松弛法属于哪种心理准备方法

A. 脱敏   B. 示范

C. 认知校正   D. 行为应对

E. 分散注意

16. 某病人即将进行肺部肿瘤切除术,术前除了对病人进行躯体准备外,以下哪项心理准备是必要的

A. 提供情绪支持   B. 提供有关信息

C. 进行行为应对训练   D. 对手术提供示范和脱敏

E. 以上准备均有效

17. 某病人,来心理门诊就诊,医生和她采取的沟通方式除哪项之外均属于非语言沟通

A. 面部表情   B. 说话声调

    C. 书面通知   D. 身体姿态

    E. 眼神手势

18. 某严重冠心病病人需要做冠状动脉搭桥手术,术前病人出现了一系列心理反应,关于这些术前心理反应的认识,哪项是**错误**的

    A. 术前所出现的焦虑和恐惧是正常的情绪反应

    B. 病人对手术的趋避冲突往往是造成许多负性情绪反应的根源

    C. 病人产生的压抑和否认是病人所采用的心理防御机制

    D. 病人术前的心理反应对手术和术后的恢复必然产生负面的影响

    E. 病人术前对医生和手术抱有期望是病人的正常心理反应

19. 某男士,46岁,患慢性肾功能衰竭多年,准备进行透析治疗。他的以下心理社会条件哪项**不利于**透析治疗

    A. 家属能够配合   B. 较高的智力

    C. 较高的理解力   D. 较多的防御态度

    E. 较少依赖躯体性防御

20. 一女性,50岁。一个月前因胃癌进行胃大部分切除术。术后一般情况良好,但是病人情绪低落,常常独自流泪,对自己的生存非常悲观,各种兴趣下降,整夜难眠,经常出现轻生的念头,病人的这种情绪状态是

    A. 焦虑反应   B. 抑郁反应

    C. 恐怖反应   D. 愤怒反应

    E. 以上都不是

A3/A4 型题

（21~23 题共用题干）

李某,女性,30 岁。1 个月前因乳腺癌进行手术。术后一般情况良好,但病人情绪低落,常常独自流泪,对自己的生存非常悲观,各种兴趣下降,整夜难眠,常出现轻生的念头。

21. 病人的这种情绪状态是

    A. 焦虑反应   B. 抑郁反应

    C. 恐怖反应   D. 愤怒反应

    E. 情绪应激状态

22. 病人这种情绪反应强度主要取决于

    A. 病人疾病的痛苦程度   B. 病人可能的生存期长短

    C. 病情对于前途的影响   D. 病人经济上损失

    E. 病人赋予所失去东西的主观价值

23. 对于这种病人,临床上一般采用哪些干预措施

    A. 支持性心理治疗   B. 认知疗法

    C. 放松疗法   D. 药物治疗

    E. 行为疗法

（24~25 题共用题干）

某教授单位常规体检时,查出慢性浅表性胃炎伴糜烂,医生建议注意休息并住院观察。但病人在住院期间听说自己的科研项目出现难题,坚持自己没有得病,坚决要求出院,后经单位领导做思想工作才勉强同意住院。

24. 这种行为属于病人角色适应不良的
    A. 角色冲突   B. 角色减退
    C. 角色缺如   D. 角色异常
    E. 角色隐瞒

25. 针对该病人,医护人员所进行的心理干预哪项是**错误**的
    A. 对病人所患疾病进行健康教育
    B. 建立和谐医患关系
    C. 详细介绍医嘱,纠正病人医嘱理解偏差
    D. 就治疗效果及时沟通,加强治疗的耐心和信心
    E. 病人对病情猜忌不利康复,对病人医嘱理解偏差不予解释

（马　俊　孙永胜）

习题参考答案

第 一 章

1. C 2. E 3. A 4. E 5. B 6. B 7. C 8. E 9. A 10. D
11. B 12. E 13. A 14. D 15. D 16. E 17. A 18. A 19. E 20. D
21. A 22. D 23. E

第 二 章

1. A 2. B 3. B 4. A 5. A 6. B 7. E 8. C 9. D 10. D
11. A 12. D 13. C 14. A 15. B 16. C 17. C

第 三 章

1. A 2. D 3. C 4. B 5. A 6. E 7. B 8. A 9. D 10. A
11. C 12. B 13. B 14. B 15. E 16. A 17. B 18. E 19. D 20. B
21. C 22. B 23. B 24. A 25. E 26. C 27. E 28. B 29. D 30. E
31. C 32. A 33. E 34. C 35. B 36. D 37. B 38. E 39. D 40. E
41. C 42. B 43. E 44. C 45. D 46. B 47. C 48. A 49. C 50. B

第 四 章

1. B 2. D 3. E 4. B 5. C 6. D 7. E 8. B 9. C 10. A
11. E 12. D 13. C 14. D 15. E 16. C 17. B 18. B 19. A 20. C
21. B 22. C 23. A 24. E 25. B 26. E

第 五 章

1. A 2. E 3. B 4. B 5. C 6. B 7. B 8. B 9. D 10. A
11. D 12. A 13. E 14. C 15. B 16. E 17. E 18. B 19. D 20. E

第 六 章

1. B 2. D 3. D 4. B 5. C 6. A 7. C 8. E 9. A 10. A
11. A 12. E 13. D 14. A

第 七 章

1. A   2. E   3. B   4. C   5. D   6. D   7. A   8. C   9. D   10. B
11. C   12. B   13. E   14. E   15. B   16. B   17. C

第 八 章

1. D   2. B   3. B   4. B   5. A   6. C   7. E   8. D   9. A   10. D
11. C   12. A   13. B   14. B   15. E   16. A   17. C   18. E   19. D   20. A

第 九 章

1. C   2. E   3. A   4. E   5. B   6. A   7. D   8. E   9. B   10. C
11. A   12. E   13. B   14. D   15. C   16. E   17. A   18. C   19. B

第 十 章

1. C   2. E   3. A   4. D   5. C   6. C   7. E   8. D   9. B   10. E
11. A   12. A   13. C   14. D   15. A   16. E   17. C   18. D   19. D   20. B
21. B   22. E   23. B   24. A   25. E

（一）气质类型调查问卷

指导语：测验共有 60 个问题，只要你根据自己的实际行为表现如实回答，就能帮助你确定自己的气质类型。但必须做到：①回答时请不要猜测题目内容要求，也就是说不要考虑应该怎样，而只回答你平时怎样，因为题目答案本身无所谓正确与错误之分；②回答要迅速，不要在某道题目上花过多时间；③每一题都必须回答，不能有空题；④在回答下列问题时，你认为，

很符合自己情况的，	记 2 分；
较符合自己情况的，	记 1 分；
介于符合与不符合之间的，	记 0 分；
较不符合自己情况的，	记 –1 分；
完全不符合自己情况的，	记 –2 分。

1. 做事力求稳妥，不做无把握的事。
2. 遇到可气的事就怒不可遏，想把心里话全说出来才痛快。
3. 宁肯一个人干事，不愿很多人在一起。
4. 到一个新环境很快就能适应。
5. 厌恶那些强烈的刺激，如尖叫、噪声、危险镜头等。
6. 和人争吵时，总是先发制人，喜欢挑衅。
7. 喜欢安静的环境。
8. 善于和人交往。
9. 羡慕那种善于克制自己感情的人。
10. 生活有规律，很少违反作息制度。
11. 在多数情况下情绪是乐观的。
12. 碰到陌生人觉得很拘束。
13. 遇到令人气愤的事，能很好地自我克制。
14. 做事总是有旺盛的精力。
15. 遇到问题常常举棋不定，优柔寡断。
16. 在人群中从不觉得过分拘束。
17. 情绪高昂时，觉得干什么都有趣；情绪低落时，又觉得什么都没有意思。
18. 当注意力集中于一事物时，别的事很难使我分心。
19. 理解问题总比别人快。
20. 碰到危险情景，常有一种极度恐怖感。
21. 对学习、工作、事业怀有很高的热情。

22. 能够长时间做枯燥、单调的工作。

23. 符合兴趣的事情,干起来劲头十足,否则就不想干。

24. 一点小事就能引起情绪波动。

25. 讨厌做那种需要耐心、细致的工作。

26. 与人交往不卑不亢。

27. 喜欢参加热烈的活动。

28. 爱看感情细腻、描写人物内心活动的文学作品。

29. 工作学习时间长了,常感到厌倦。

30. 不喜欢长时间谈论一个问题,愿意实际动手干。

31. 宁愿侃侃而谈,不愿窃窃私语。

32. 别人说我总是闷闷不乐。

33. 理解问题常比别人慢些。

34. 疲倦时只要短暂的休息就能精神抖擞,重新投入工作。

35. 心里有话宁愿自己想,不愿说出来。

36. 认准一个目标就希望尽快实现,不达目的,誓不罢休。

37. 学习、工作同样长时间,常比别人更疲倦。

38. 做事有些莽撞,常常不考虑后果。

39. 老师或师傅讲授新知识、新技术时,总希望他讲慢些,多重复几遍。

40. 能够很快地忘记那些不愉快的事情。

41. 做作业或完成一件工作总比别人花的时间多。

42. 喜欢运动量大的剧烈体育活动,或参加各种文艺活动。

43. 不能很快地把注意力从一件事转移到另一件事上去。

44. 接受一个任务后,就希望把它迅速解决。

45. 认为墨守成规比冒风险强些。

46. 能够同时注意几件事物。

47. 当我烦闷的时候,别人很难使我高兴起来。

48. 爱看情节起伏跌宕、激动人心的小说。

49. 对工作抱认真严谨、始终一贯的态度。

50. 和周围人们的关系总是相处不好。

51. 喜欢复习学过的知识,重复做已经掌握的工作。

52. 希望做变化大、花样多的工作。

53. 小时候会背的诗歌,我似乎比别人记得清楚。

54. 别人说我"出语伤人",可我并不觉得是这样。

55. 在体育活动中,常因反应慢而落后。

56. 反应敏捷,头脑机智。

57. 喜欢有条理而不甚麻烦的工作。

58. 兴奋的事常使我失眠。

59. 老师讲新概念,常常听不懂,但弄懂以后就很难忘记。

60. 假如工作枯燥无味,马上就会情绪低落。

计分方法:

1. 将每题得分填入计分表相应"得分"栏内。

2. 计算每种气质类型的"总分"。

（二）气质类型调查报告

【目的】通过气质问卷调查，了解各自的气质类型，并能作出自我评价，提高自我认识。

【材料】气质调查问卷表。

【方法】集体问卷调查。各自答卷、计算、结果评价。

【结果】气质类型记分表。

（三）气质类型计分表

胆汁质	题号	2	6	9	14	17	21	27	31	36	38	42	48	50	54	58	总分
	得分																
多血质	题号	4	8	11	16	19	23	25	29	34	40	44	46	52	56	60	总分
	得分																
黏液质	题号	1	7	10	13	18	22	26	30	33	39	43	45	49	55	57	总分
	得分																
抑郁质	题号	3	5	12	15	20	24	28	32	35	37	41	47	51	53	59	总分
	得分																
你的气质类型是：																	

【实训报告】

1. 写出自己的气质类型及其主要特点。

2. 写出如何巩固和培养气质的积极方面、克服消极方面，促进个体具有良好的人格。